T. Poll, G. Fröhlich: Urodynamik-Leitfaden

Springer
Berlin
Heidelberg
New York
Barcelona
Budapest
Hong Kong
London
Mailand
Paris
Tokyo

T. Poll G. Fröhlich

Urodynamik-Leitfaden

Mit 14 Abbildungen

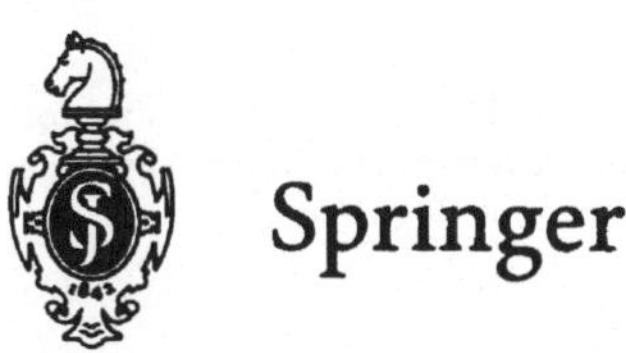

Springer

Dr. med. Toni Poll
Funktionsoberarzt der Urologischen Abteilung
Katholisches Klinikum Duisburg
Akademisches Lehrkrankenhaus der Universität Düsseldorf
Marienhospital
Wanheimer Str. 167a, 47053 Duisburg

Priv.-Doz. Dr. med. Gert Fröhlich
Chefarzt der Urologischen Abteilung
Akademisches Lehrkrankenhaus Universität Bonn
Kreiskrankenhaus Mechernich GmbH
Urologische Abteilung
St. Elisabeth-Straße 2-8, 53894 Mechernich

ISBN-13: 978-3-540-58697-5

Die Deutsche Bibliothek — CIP-Einheitsaufnahme
Poll, Toni: Urodynamik-Leitfaden / T. Poll und G. Fröhlich. - Berlin ; Heidelberg ; New York ; London ; Paris ; Tokyo ; Hong Kong ; Barcelona ; Budapest : Springer, 1995
ISBN-13: 978-3-540-58697-5 e-ISBN-13: 978-3-642-93566-4
DOI: 10.1007/978-3-642-93566-4

NE: Fröhlich, Gert:

Einbandgestaltung: E. Kirchner, Heidelberg
SPIN–10523042 21/3133-5 4 3 2 1 – Gedruckt auf säurefreiem Papier

"Die urodynamische Untersuchung ist immer dann indiziert,
wenn das Untersuchungsergebnis
die Behandlung des Patienten verbessern kann".

(Abrams 1987)

Vorwort

Es erschien sinnvoll, die Angaben und Werte aus zahlreichen Literaturstellen zusammenzufassen, um die bei der urodynamischen Diagnostik häufig auftauchenden Fragen:

- Wie soll die Untersuchung gestaltet werden?
- Was ist wie definiert?
- Was ist normal?
- Wie ist ein bestimmter Befund zu bewerten?
- Was kann die Untersuchung leisten und was nicht?

rasch und ohne großes Nachschlagen in verschiedenen Büchern zu beantworten.

Für die praktische Arbeit hat die bislang vorliegende Urodynamikliteratur Nachteile. Entweder ist sie durch die Beschreibung von Krankheitsbildern zu umfangreich und technische Angaben zur Urodynamik sind im Text verstreut – oder aber mehr technisch-urodynamisch ausgerichtete Schriften behandeln in großer Ausführlichkeit nur Teilaspekte.

Die hier vorgelegte checklistenartige Zusammenstellung soll Ärzten, Studenten und Pflegepersonal die praktische Durchführung und Auswertung urodynamischer Untersuchungen erleichtern. Die Beachtung der urodynamischen Standards führt darüber hinaus zu einer besseren Vergleichbarkeit und ermöglicht die wissenschaftliche Bearbeitung der gewonnenen Daten.

Es sollte jedoch nicht vergessen werden, daß aus dem urodynamischen Befund allein keine Diagnose gestellt werden kann. Die Urodynamik ist nur ein Baustein in der klinischen Gesamtbeurteilung und liefert keine Diagnose, sondern objektive Daten zur Beurteilung der Blasenspeicher- und Entleerungsfunktion (Palmtag).

Wenn der vorliegende Urodynamik-Leitfaden wie eine gut gemachte Gebrauchsanweisung immer wieder gern zur Hand genommen wird, hat er den Zweck erfüllt, der uns vorschwebte.

T. Poll
G. Fröhlich

Inhaltsverzeichnis

Was ist Urodynamik?

Unter Urodynamik versteht man die Untersuchung und Messung der funktionellen Abläufe im Harntrakt. Im klinischen Alltag beschränkt sich die Urodynamik auf den unteren Harntrakt, also im wesentlichen auf die Beurteilung der Harnspeicherungs- und -entleerungsfunktion der Blase.

Die grundlegenden klinischen und experimentellen Arbeiten zur Anwendung urodynamischer Meßverfahren gehen auf Enhörning (1961) sowie Bors und Comarr (1971) zurück. Die normale oder gestörte Detrusorfunktion läßt sich nur mit urodynamischen Mitteln, vor allem der Zystometrie, erfassen und in meßbare Werte umsetzen. Verläßt man sich beispielsweise bei der Diagnostik der weiblichen Harninkontinenz (Streß? Urge? Mischform?) nur auf Anamnese und klinische Befunde, so wird man in einem Drittel der Fälle eine Fehldiagnose stellen. Durch die urodynamische Untersuchung wird die Diagnose exakter, der Therapieerfolg kontrollier- und meßbar. Bevor urodynamische Untersuchungen möglich waren, basierten Diagnosen oft mehr auf Spekulationen als auf objektiven Messungen.

Die urodynamischen Tests umfassen neben Anamnese, körperlicher Untersuchung und Miktionsprotokoll die Uroflowmetrie, Restharnbestimmung, Zystometrie, Urethrotonometrie, Beckenbodenelektromyogramm und gegebenenfalls simultane videographische Untersuchung.

Die Zystometrie als Herzstück der Urodynamik scheint uns eine technische Methode unserer Zeit zu sein. Sie wurde aber schon von Heidenheim und Kolberg 1858 angewandt und von Rehfisch 1897 beschrieben. Es sind also zur Zystometrie keineswegs Elektronik und Computertechnik erforderlich. Schon im ausgehenden 19. Jahrhundert wurden die Messungen an einfachen Steigrohren eigentlich genauso exakt, nur etwas unbequemer als heute, durchgeführt.

Anamnese

Charakterisierung der Miktionsstörung

- Seit wann bestehend?
- Modus der üblichen Miktion (Häufigkeit, Position, Bauchpresse, reflektorisch); von einer erhöhten Miktionsfrequenz kann lt. Kiesswetter bei Miktionsintervallen kleiner als 2 h und Volumina unter 200 ml gesprochen werden.
- Miktionsfrequenz während der Nacht (Kardiale Dekompensation? Erhöhte Flüssigkeitszufuhr? Alkoholkonsum?)
- Harndranggefühl, Pollakisurie, Dranginkontinenz, Algurie, Nachträufeln?
- Kann bei einmal aufgetretenem Harndrang die Miktion verzögert werden, wenn ja, wie lange?
- Inkontinenz ohne Dranggefühl bei körperlicher Anstrengung (sog. Streßbedingungen: Husten, Heben, Bücken, Lachen, Treppensteigen, Niesen u. a.)?
- Ausmaß einer eventuellen Inkontinenz (Tropfen, Spritzer, größere Harnmengen).
- Art und Menge der verwendeten Inkontinenzhilfsmittel.
- Willkürliche Miktionseinleitung und Unterbrechung des Harnstrahls möglich?
- Wird der Harnstrahl verspürt oder nur gehört?
- Gefühl einer nicht vollständig entleerten Harnblase?
- Überlaufinkontinenz (Ischuria paradoxa) bei Harnretention?
- Bei Kindern: zügige oder unterbrochene Miktion (Achten auf das Miktionsgeräusch)?

Geburtshilfliche, gynäkologische, urologische, neurologische und traumatologische Vorgeschichte

- Urologische Operationen?
- Chirurgische Operationen im kleinen Becken?
- Gynäkologische Operationen (Anzahl der Geburten, Zangengeburten, Dammrisse, Episiotomien)?
- Patientinnengruppen: präpuberal Geschlechtsreife Postmenopause?
- Orthopädische Erkrankungen der Wirbelsäule?
- Neurologische Erkrankungen?
- Katheterisierungen der Harnröhre?
- Bestrahlungen?
- Enuresis nocturna als Kind?

Medikamenten-Anamnese

- Einige Medikamente, in deren Zusammenhang Miktionsstörungen auftreten können, sind in Tabelle 1 (s. S. 7-8) aufgelistet;
- Inkontinenzfragebogen zur anamnestischen Differenzierung einer Streß- oder Dranginkontinenz (Gaudenz 1979, s. Abb. 1, S. 5);
- Alkohol, Diabetes mellitus, Lues in der Vorgeschichte?
- Sexualfunktion;
- Stuhlgang, Stuhlkontinenz;
- Körpergröße und -gewicht.

Bewertung

- Grundstein jeder urodynamischen Untersuchung.
- Osborne fand 1976 bei gesunden Frauen zwischen 16 und 60 Jahren mittels Fragebogen Hinweise auf eine Streßinkontinenz bei 25% und Hinweise auf eine Dranginkontinenz bei 10% (Osborn et al. 1976).
- In der Schwangerschaft wurden von Stanton 1979 (Stanton u. Kerr-Wilson 1979) Hinweise auf eine Streßinkontinenz bei 40% und Hinweise auf eine Dranginkontinenz bei 18% beobachtet.

Inkontinenz-Fragenbogen

Name: Datum:

Vorname: Adresse:

Alter: Telefon:

Verlieren Sie manchmal ungewollt Urin?
ja ☐
nein ☐

Wie oft verlieren Sie ungewollt Urin?
selten, z. B. bei Erkältungen ☐
gelegentlich ☐
täglich, mehrmals täglich ☐
praktisch dauernd ☐

Wie groß sind die Urinmengen, die Sie ungewollt verlieren?
einige Tropfen ☐
Spritzer ☐
größere Mengen ☐

Wie oft müssen Sie pro Tag die Unterwäsche wechseln, weil Sie naß ist?
nicht notwendig ☐
mehrmals täglich ☐

Ich lege oft eine Binde oder Watte vor:
beim Ausgehen ☐
auch zu Hause ☐
auch zum Schlafen ☐

Wenn ich die Unterwäsche oder die Binde wechsle ist sie:
trocken ☐
feucht ☐
naß ☐
tropfnaß ☐

Das verlieren von Urin ist für mich:
eigentlich kein Problem ☐
stört mich gelegentlich ☐
stört mich stark ☐
behindert mich enorm ☐

Bei welchen Situationen verlieren Sie ungewollt Urin?
beim Husten und Niesen ☐
beim Lachen ☐
beim Gehen oder Treppensteigen ☐
beim Abwärtsgehen ☐
beim Springen, Turnen, Hüpfen ☐
beim Stehen ☐
beim Sitzen, im Liegen ☐

Nach welchem Ereignis hat das ungwollte Urinverlieren begonnen?
nach einer Geburt ☐
nach einer Unterleibsoperation ☐
nach den Wechseljahren
anderes ☐

Wieviele Kinder haben Sie geboren?
keine ☐
1–3 ☐
4, mehr als 4 ☐

Anzahl der Kinder über 4000 g Geburtsgewicht:
0 ☐
1 ☐
2, mehr als 2 ☐

Haben Sie die Periode noch?
ja ☐
nein ☐

Hatten Sie schon Unterleibsoperationen?
ja, welche? ☐
nein ☐

Brennt es beim Wasserlassen?
ja, beim Urinieren ☐
ja, nach dem Urinieren ☐
nein ☐

Wie oft lassen Sie während des Tages Urin?
alle 3–6 Stunden ☐
alle 1–2 Stunden ☐
alle halbe Stunde oder häufiger ☐
ist ganz verschieden, bei Aufregungen ☐

Werden Sie nachts wach, weil Sie Harndrang haben? Wie oft lassen Sie nachts Urin?
nie ☐
einmal, nicht regelmäßig ☐
2–4 mal ☐
5, mehr als 5 mal ☐

Verlieren Sie nachts im Schlaf unbemerkt Urin?
nein, nie ☐
gelegentlich, selten ☐
häufig, regelmäßig ☐

Wenn Sie Harndrang haben, müssen Sie sofort gehen oder können Sie zuwarten?
kann zuwarten ☐
muß bald gehen, innert 10–15 Minuten ☐
muß sofort gehen, innert 1–5 Minuten ☐

Kommt es vor, daß Sie zu spät zur Toilette kommen und auf dem Weg schon Urin verlieren?
nie ☐
selten, z. B. bei Erkältungen ☐
gelegentlich ☐
regelmäßig, häufig ☐

Kommt es vor, daß Sie ganz plötzlich starken Harndrang bekommen und kurz darauf ganz unerwartet Urin verlieren, ohne es verhindern zu können?
nie ☐
selten ☐
häufig ☐

Können Sie den Harnstrahl willkürlich unterbrechen?
ja ☐
nein ☐
ich weiß es nicht ☐

Haben Sie das Gefühl, daß die Blase nach dem Wasserlassen leer ist?
ja ☐
nein ☐
nicht immer ☐
ich weiß es nicht ☐

Häufig, kaum unterdrückbarer Harndrang ist für mich:
eigentlich kein Problem ☐
stört mich gelegentlich ☐
stört mich stark ☐
behindert mich enorm ☐

Wie schwer sind Sie?
weniger als 50 kg ☐
51–60 kg ☐
61–70 kg ☐
71–80 kg ☐
mehr als 80 kg ☐

Haben Sie Wallungen?
ja ☐
nein ☐

Bitte leer lassen | Urge-Score ☐ | Stress-Score ☐ | Diagnose-Feld ☐

Abb. 1

- Klinische Gradeinteilung einer Streßinkontinenz nach Ingelman-Sundberg 1952:
  Grad 1: Harnverlust bei Husten, Niesen, Lachen.
  Grad 2: Harnverlust bei Körperbewegungen (Laufen, Aufstehen, Hinsetzen).
  Grad 3: Harnverlust im Liegen.

Tabelle 1. Medikamente und Miktionsstörungen. (Modifiziert nach Siroky u. Krane 1990 und Bissadan u. Finkenheimer 1980)

Medikamentengruppe	Vertreter (Beispiel)	Mögliche Wirkung
Anticholinergika	Atropinartige (Augentropfen) Phenothiazine Butylscopolamin (Buscopan) trizyklische Antidepressiva Trospiumchlorid (Spasmolyt, Spasmex)	Harnretention
Antispastika, Muskelrelaxantien, Sedativa	Oxybutynin (Dridase) Flavoxat (Spasuret) Dicycloverin Diazepam (Valium)	Harnretention
Sympathomimetika	Ephedrin Phenylephrin Phenylpropanolamin	Harnretention
Kalzium-Kanal-Blocker	Nifedipin (Adalat) Terodilin (Mictrol)	Harnretention
Antiepileptika	Carbamazepin (Tegretal) Clonazepam (Rivotril) Phenytoin (Zentropil)	Harnretention
Antidepressiva	Maprotilin (Ludiomil)	Harnretention
Antihistaminika	Dimenhydrinat (Vomex A)	Harnretention
Parkinson-Mittel	Biperiden (Akineton) Levodopa Trihexiphenidyl (Artane)	Harnretention
β-Blocker	Atenolol (Tenormin) Metoprolol (Beloc) Pindolol (Visken) Propanolol (Dociton) Terbutalin (Bricanyl) Nadolol (Solgol)	Harnretention (Blasenausgang) Inkontinenz (Blase)

Tabelle 1. Fortsetzung

Medikamentengruppe	Vertreter (Beispiel)	mögliche Wirkung
Sonstige	Bromocriptin (Pravidel) Hydralazin (Treloc) Isoniazid Theophyllin Östrogenkombinationen Opiate und Narkotika	Harnretention
Cholinesterasehemmer	Distigmin (Ubretid) Neostigmin (Prostigmin)	Inkontinenz
Adrenolytika	Reserpin Prazosin Methyldopa	Inkontinenz
Parasympatho-mimetika	Bethanechol (Myocholine) Carbachol (Doryl)	Inkontinenz
α-Blocker	Alpha-Methyldopa (Presinol) Clonidin (Catapresan) Phenoxybenzamin (Dibenzyran) Phentolamin (Regitin) Prazosin (Minipress)	Inkontinenz
Sonstige	Ergotamin (Ergo-Kranit) Oxytocin Nikotin (Nicorette) L-Polamidon (Methadon) Prostaglandine Digitalispräparate Furosemid (Lasix) Metoclopramid (Paspertin) Metronidazol (Clont) Testosteron (Andriol) Thioridazin (Melleril) Valproinsäure (Convulex) Chlordiazepoxid (Librium) Diazepam (Valium) Lithium	Inkontinenz

Miktionsprotokoll

Definition
Flüssigkeitsaufnahme, Miktionsvolumen und -häufigkeit werden über 24 h bzw. 7 Tage (Abrams et al. 1987) oder 3–5 Tage (Webster 1994) notiert. Ebenso werden Angaben über Drangsymptomatik, Inkontinenz sowie die Anzahl der verwendeten Vorlagen gemacht. Im englischen Sprachraum als "frequency-volume chart" bezeichnet.

Bewertung
- Wichtige Übersichtsuntersuchung, die zuverlässig die *funktionelle Blasenkapazität* ermittelt und Hinweise auf eine evtl. Polydipsie, gesteigerte Diurese oder eine psychogene Miktionsstörung geben kann.
- Zeigt eine geringe organisch fixierte (Schrumpfblase, fortgeschrittener Blasentumor) oder funktionelle Blasenkapazität auf.
- Gegebenenfalls Wiederholung als Kontrolle unter Therapie.
- Im Fall einer psychogenen Miktionstörung (Ausschlußdiagnose nach eingehender morphologischer und funktioneller Diagnostik) kann das Miktionsprotokoll therapeutisch im Sinne einer Verhaltenstherapie genutzt werden.

Gestaltungsbeispiel (s. S. 10)
(Modifiziert nach Alken u. Walz)

Patient
Beginn (Datum/Uhrzeit): Ende (Datum/Uhrzeit):

Uhrzeit	Trink-Volumen	Urin-Volumen	Harndrang (ja / nein)	Schmerzen (ja / nein)	Inkontinenz	Vorlagen-wechsel
Summe						
Hilfe beim Aus-füllen	**Trinkmenge** Sprudelflasche = 750 ml Tasse = 150 ml Glas = 200 ml Suppentasse = 300 ml Kännchen = 300 ml	**Urinmenge** bitte mit einer graduierten Urin-flasche (größere Mengen), einem graduierten Gefäß oder einemUrin-becher (kleinere Mengen) bestimmen			**Inkontinenz** * = wenige Tropfen ** = gering *** = erheblich	

Klinische Untersuchung

Unbedingt erforderlich ist eine genaue urologische und gynäkologische sowie orientierende neurologische Untersuchung; folgende Punkte sollten hierbei besonders beachtet werden:

- *Kardiale Dekompensationszeichen* als Hinweis auf eine evtl. kardial bedingten Nykturie.
- Beurteilung der *Sensibilität* (Genitale, perineal und in der Perianalregion), Bewertung: grober Indikator für die sensible Nervenversorgung aus dem Sakralbereich.
- *Reflexe*
  - *Cremasterreflex*
    PRÜFUNG: Durch Hautreize an der Innenseite der Oberschenkel ausgelöstes Aufsteigen des gleichseitigen Hodens; Bewertung: Fremdreflex via N. genitofemoralis aus dem Plexus lumbalis L (L 1–L 4).
  - *Hustenreflex*
    PRÜFUNG: Sphinkterkontraktion auf kräftiges Husten oder tiefes Einatmen.
    BEWERTUNG: spinaler Reflex, der auf der intakten willentlichen Innervation der Bauchmuskulatur von Th 6 bis L 1 beruht; negativ nur bei kompletter Lähmung oberhalb Th 6.
  - *Bulbokavernosus-(Klitoriskneif-)Reflex*
    PRÜFUNG: Reflektorische Sphinkterkontraktion bzw. Kontraktion der Mm. bulbo- und ischiocavernosi, welche perineal getastet oder bei der rektalen Untersuchung (Kontraktion des Analsphinkters) wahrgenommen werden kann, nach Kompression der Glans penis oder Druck auf die Klitoris.
    BEWERTUNG: lt. Bors (1971) bei 70% aller Gesunden positiv; bei supranukleärer Läsion spastisch, bei infranukleärer Läsion ne-

gativ; Reflexbahn läuft über L5–S5 und belegt im positiven Fall die Intaktheit des sakralen Miktionszentrums (S2–S4) einschließlich des sakralen Reflexbogens.

- *Trigonaler Reflex (Siroky)*
  PRÜFUNG: Nach vorsichtigem Zug an einem korrekt positionierten Ballonkatheter kann eine reflektorische Sphinkterkontraktion bzw. Kontraktion der Mm. bulbo- und ischiocavernosi, welche perineal getastet werden kann, registriert werden.
  BEWERTUNG: wie Bulbocavernosus (Klitoriskneif)Reflex .
- *Analreflex*
  PRÜFUNG: Reflektorische Kontraktion des M. sphinkter ani, ausgelöst durch einen perianalen sensiblen Reiz.
  BEWERTUNG: Fremdreflex über die Nn. anococcygei u.N. pudendus (S4–S5).

- Orientierende Beurteilung der *Muskelfunktion* (z.B. Gangstörungen).
- *Analsphinktertonus und willkürliche Funktion* (Anspannung und Entspannung); Hinweis für die intakte somatomotorische Nervenversorgung; willkürliche Entspannung belegt die zerebrale Kontrolle; Analsphinktertonus gibt keine Auskunft über die nervale Versorgung (Palmtag 1977).
- *Vaginale Einstellung*
  - Zystozele, Rektozele;
  - lokale Entzündungen;
  - Synechien, Narben.

Streßtest

Synonym

Bonney-Test

Vorgehen

- Betätigung der Bauchpresse bei gefüllter Harnblase im Liegen.
- Positiv bei Harnverlust aus der Urethra (Harnverlust muß sofort nach Beendigung der Bauchpresse sistieren, durch Elevation des Blasenbodens mit dem Zeigefinger soll bei positivem Streßtest kein Harn austreten; es muß darauf geachtet werden, daß beim Test die weibliche Urethra nicht mit dem Finger komprimiert wird).
- Negativ, wenn kein Harnverlust beobachtet werden kann.

Bewertung

- „...wenig verläßlich und sollte auf keinen Fall als einziges Kriterium für die Auswahl der Patienten zur Kontinenzoperation herangezogen werden." (Kiesswetter 1981).
- „... wenig beweisend für Stressinkontinenz..." (Kiesswetter 1981).
- kann einen gewissen Hinweis auf den Erfolg einer geplanten Therapie geben.

Alternativen

- Urilos Windel (Eastwood & Sons); graphischer Nachweis von Harnverlust in einer speziellen Windel.
- Kontinenztest nach Reynolds u. Miller (1974, zit. nach Kiesswetter 1981): Bei liegender Patientin wird ein Wattestäbchen in die Urethra eingeführt; der Winkel zwischen Urethra (Stäbchen) und Vagina soll etwa 13–15 ° betragen und sich auch beim Husten und Pressen nicht verändern. Bei Streßinkontinenz steigt das freie Ende des

Stäbchens, besonders beim Pressen, steil in die Höhe und schließt mit der Vagina einen 50° Winkel ein.

Pad-Test

Definition

Einfacher Windel-(engl. Pad)-Standardtest zur Objektivierung eines unwillkürlichen Harnverlustes; *Dauer* ca. 1 h.

Ablauf (nach Empfehlung der ICS 1990)

- Blase nicht entleeren lassen.
- Windel wiegen und einlegen.
- 15 min sitzen und 500 ml trinken (natriumarme Flüssigkeit innerhalb von 15 min).
- 30 min gehen, Treppen steigen.
- 15 min Aktivität:
  - 10mal sitzen und aufstehen,
  - 10mal kräftig husten,
  - 1 min auf der Stelle laufen,
  - 5mal Dinge vom Fußboden aufheben,
  - 1 min Hände waschen unter laufendem Wasser.
- Windel (oder anderes urinauffangendes Hilfsmittel) entfernen und wiegen.
- Wasser lassen, Menge notieren.
- Bei trockener Windel Wiederholung des Tests.

Bewertung

- Inkontinenz Grad 1: <2 g Urinverlust/h
  Inkontinenz Grad 2: 2–10 g Urinverlust/h
  Inkontinenz Grad 3: 10–50 g Urinverlust/h
  Inkontinenz Grad 4: 50 g Urinverlust/h
- *GIH (Gesellschaft für Inkontinenzhilfe e. V.)-Klassifikation*
  - Sporadische Inkontinenz bis 10 mlUrinverlust/h
  - Belastende Inkontinenz bis 25 ml Urinverlust/h

- Schwere Inkontinenz bis 50 ml Urinverlust/h
- Absolute Inkontinenz über 50 ml Urinverlust/h

- Urinverlust <1g/h gilt als kontinent (experimenteller Fehler).
- Für statistische Analysen sollten nichtparametrische Methoden eingesetzt werden.
- Geänderte Aktivitäten (in Abhängigkeit des physischen Zustandes des Patienten) sollten protokolliert werden.
- Der Patient sollte während des Tests nicht urinieren. Läßt sich die Miktion willentlich nicht verzögern, gilt der Test als abgeschlossen.
- Für den ICS-Padtest wurde eine Obergrenze des Normalbereichs (99% Konfidenzgrenze) bis 1,4 g Urinverlust gefunden (Versi u. Cardozo 1986) für einen 24-h-Test soll dieser Wert 8 g betragen.
- Reproduzierbarkeit schlecht: 15-45% von Frauen mit Inkontinenzbeschwerden zeigen ein normales Testergebnis.
- Padtests mit unterschiedlichem Durchführungsmodus können nicht untereinander verglichen werden (Lose et al. 1991).
- Ein normaler Test sollte mit Vorsicht interpretiert werden, da er eine Inkontinenz nicht ausschließt (s. oben); ggf. Test wiederholen oder ein längeres Intervall (z.B. 24 h) beobachten.

Protokoll

- Die urinauffangenden Maßnahmen,
- der physische Zustand des Patienten,
- besondere medizinische Umstände,
- besondere therapeutische Umstände,
- das Testschema,
- der Zeitpunkt der Ausführung (z. B. Menses).

Fehlerquellen

- Starke Transpiration,
- vaginaler Ausfluß,
- Test sollte nicht während der Menstruation durchgeführt werden.
- Patient kann den Test durch willkürliche Miktion in die Vorlage beeinflussen.

Harnflußmessung (Uroflow)

Definition

Quantitative und qualitative Analyse des Harnstrahls; Bestimmung des durch die Harnröhre entleerten Volumens pro Zeiteinheit; erster Einsatz durch Rehfisch 1897 (s. Abb. 2).

Indikation

- Schnelle, kostenarme und nichtinvasive Übersichtsuntersuchung zur Erfassung einer infravesikalen Obstruktion und zur Therapiekontrolle nach Behandlung einer solchen.
- Alle Störungen der Blasenentleerung.
- Screening.
- Verlaufs- und Erfolgskontrolle von Therapien.

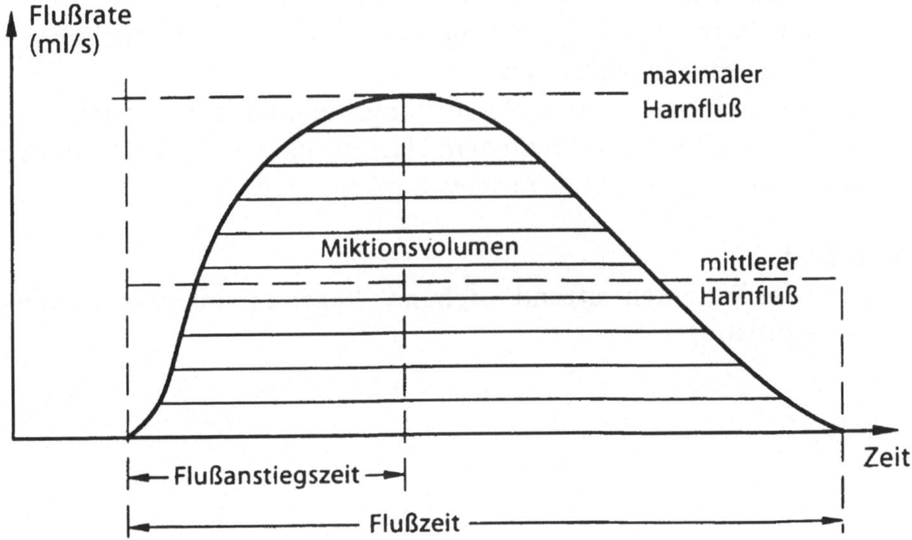

Abb. 2. ICS - Terminologie zur Beschreibung einer Uroflowkurve

- Vor und nach jedem Eingriff der die Funktion des unteren Harntraktes verändert.
- Als "Nativflow" mit Restharnbestimmung vor jeder weiterführenden urodynamischen Diagnostik.
- Kann zur Steuerung einer Verhaltenstherapie mittels Biofeedback (Einflußnahme auf normalerweise der willkürlichen Beeinflussung nicht zugänglichen Körperfunktionen mittels visueller oder akustischer Darstellung derselben) verwendet werden.

Technik

- Uroflowmeter: Rotations-, Induktions- oder Waageprinzip (gleichwertig).
- Ohne Gerät: Während einer Spontanmiktion bei voller maximaler Strahlstärke exakt 5 s lang den Urin auffangen; aufgefangene Menge durch 5 dividieren = Flowrate in ml/s.

Untersuchungsablauf

1. Untersuchungsablauf und Apparatur dem Patienten erklären und ihn bitten mit gefüllter Harnblase zur Untersuchung zu erscheinen, evtl. zum Trinken ermuntern (beispielsweise 750 ml stilles Wasser); der Patient soll "wie immer" miktionieren und keineswegs versuchen eine "Bestleistung" zu erbringen.
2. Harnflußmessung möglichst nicht mit anderen Untersuchungen kombinieren (Tanagho 1992).
3. Ruhige und ungestörte Untersuchungsbedingungen herstellen.
4. Bei zu erwartendem plötzlichem Harndrang den Patienten in der Nähe des Untersuchungsraumes trinken lassen.

Protokoll

Position des Patienten: sitzend - stehend - liegend (letzteres meßtechnisch ungünstig).

Parameter

- FLUSSANSTIEGSZEIT: Zeit vom Flußbeginn bis zum Flußmaximum (s).
- MIKTIONSZEIT: Zeit vom Miktionsbeginn bis zum Miktionsende (s).
- MIKTIONSVOLUMEN (ml).
- DURCHSCHNITTLICHE HARNFLUSSRATE (Q_{mean}): Miktionsvolumen dividiert durch Miktionszeit (ml/s).
- MAXIMALE HARNFLUSSRATE (Q_{max}): maximaler gemessener Harnfluß (ml/s).
- HARNFLUSSZEIT: Zeit, während der ein meßbarer Harnfluß registriert wird.
- KONTINUIERLICHER ODER INTERMITTIERENDER HARNFLUSS: Beim intermittierenden Harnfluß unterscheiden sich Miktionszeit und Harnflußzeit!

Normalwerte

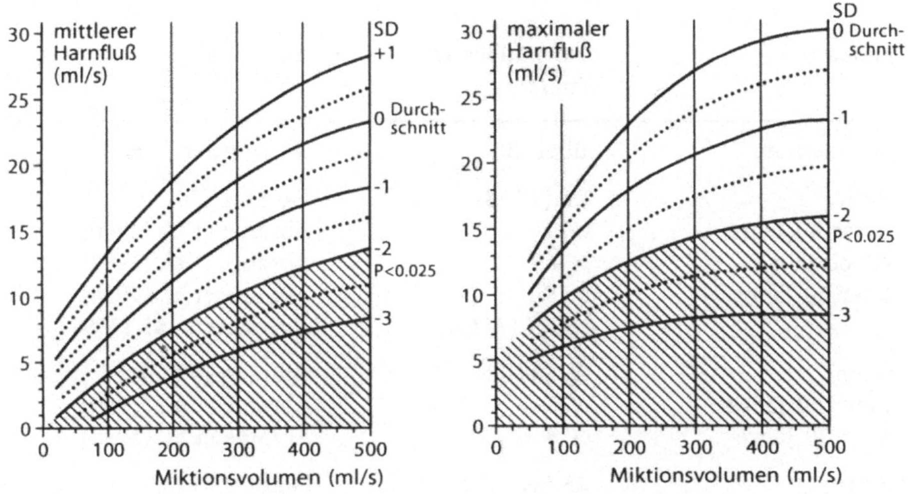

Abb. 3. Nomogramm der Harnflußrate bei Männern, das die Wahrscheinlichkeit der Normalität bestimmen läßt. Drei Standardabweichungen unter dem Mittelwert sind aufgezeichnet. Die schraffierte Zone zeigt Flußraten an, die bei weniger als 2,5 % der gesunden Männer vorkommen (Siroky et al. 1979).

- **Mittlere Harnflußrate (Q_{mean})**

Gruppe	Normalbereich (ml/s)	Autor (Jahr)
Alle Personen	10–15	Kiesswetter (1981)
Bei kombinierter Untersuchung von Uroflow und Zystometrie	>7,5	Jonas et al. (1980)
Männer über 60 Jahre	7,8 (+/- 3.2)	Neubauer u. Melchior (1992)
Kinder		Toguri et al. (1982)
Mädchen	14,1 (+/- 3.3)	
Jungen	19,5 (+/- 3.6)	
(Miktionsvolumen >175 ml, Körperoberfläche >1.1 m^2)		(ausführliche detailliertere Angaben in der Originalarbeit)

- **Maximale Harnflußrate (Q_{max})**

Gruppe	Normalbereich (ml/s)	Autor (Jahr)
Alle Personen	über 20	Kiesswetter (1981)
Männer	24 (+/- 8)	Palmtag (1977)
unter 40 Jahre	>22	Abrams et al. (1990)
40–60 Jahre	>16	Abrams et al. (1990)
über 60 Jahre	>13	Abrams et al. (1990)
	15,6 (+/- 6.5)	Neubauer et al. (1992)
Frauen	26 (+/- 8)	Palmtag (1977)
unter 50 Jahre	>25	Abrams et al. (1990)
über 50 Jahre	>18	Abrams et al. (1990)
Kinder	23 (+/- 10)	Palmtag (1977)
unter 10 Jahre	>15	Siroky et al. (1990)
10–20 Jahre	>20	Siroky et al. (1990)

• **Maximale Harnflußrate (Qmax)** (Fortsetzung)

Gruppe	Normalbereich (ml/s)	Autor (Jahr)
Mädchen	34,3 (+/- 7,2)	Toguri et al. (1982)
Jungen (Miktionsvolumen >175 ml, Körperoberfläche >1.1 m^2)	25,9 (+/- 7,3)	(ausführliche detailliertere Angaben in der Originalarbeit)
Bei kombinierter Untersuchung von Uroflow und Zystometrie	>15	Jonas et al. (1980)

• **Flußanstiegszeit**

Normal unter 1/3 der Miktionszeit

• **Miktionsdauer**

Gruppe	Normalbereich (s)	Autor (Jahr)
Männer	24 (+/- 8)	Palmtag (1977)
Männer über 60 Jahre	26,2 (+/- 13.9)	Neubauer u. Melchior (1992)
Frauen	23 (+/- 8)	Palmtag (1977)
Kinder	16 (+/-10)	Palmtag (1977)

• **Kombinierte Untersuchung von Uroflow und Zystometrie (Katheter in der Urethra) Jonas et al. 1980;**
- Maximaler Harnfluß über 15 ml/s
- Mittlerer Harnfluß über 7,5 ml/s

Bewertung

- „... without doubt the most useful of all urodynamic tests."(Tanagho u. McAninch 1992)
- „... as an isolated measurement it has severe limitations." (Webster 1994)
- Mißt das Endresultat der Miktion und ist daher von einigen Faktoren abhängig:
  1. miktioniertes Volumen (s. oben, genauer: initiales Blasenfüllungsvolumen) = mittlere und maximale Harnflußrate steigen mit zunehmendem initialem Blasenfüllungsvolumen;
  2. Miktionsdruck ;
  3. Widerstand der durchflossenen Hohlräume;
  4. Ausmaß der Sphinkterrelaxation.
- Grundsätzlich keine Aussage über den Zustand des Detrusors möglich: eine erniedrigte Harnflußrate kann sowohl aus einer Detrusorschwäche, einer Obstruktion als auch aus einer Kombination aus diesen beiden Faktoren resultieren; eine normale Harnflußrate schließt andererseits eine Obstruktion, die durch eine vermehrte Detrusorkontraktion kompensiert wird, nicht aus.
- Beurteilbare und aussagekräftige Harnflußkurven können erst ab Miktionsvolumina über 150 ml (Neubauer u. Melchior 1992: 200 ml) gewonnen werden!
- Laut Palmtag können reproduzierbare Ergebnisse nur bei Volumina bis 400–450 ml erwartet werden.
- Mittlere und maximale Harnflußrate sind abhängig vom Miktionsvolumen (Nomogramme n. Siroky 1979), Alter und Geschlecht (Webster).
- "Pseudo-Plateau" bei Volumina über 500 ml (Melchior 1981).
- Sie gibt zusammen mit der Restharnbestimmung einen guten Überblick über die Effektivität der Miktion.
- Jeder mittlere Flow < 15 ml/s ist suspekt: = Kontrolle, insbesondere Verlaufskontrolle.
- Ein mittlerer Flow < 10 ml/s zeigt eine Obstruktion (Kiesswetter 1981) oder schwache Detrusorfunktion an: weitere Diagnostik erforderlich.
- Spezialfälle: Divertikel / vesikorenaler Reflux = schlechter Flow bei guter Detrusorfunktion ohne Obstruktion.

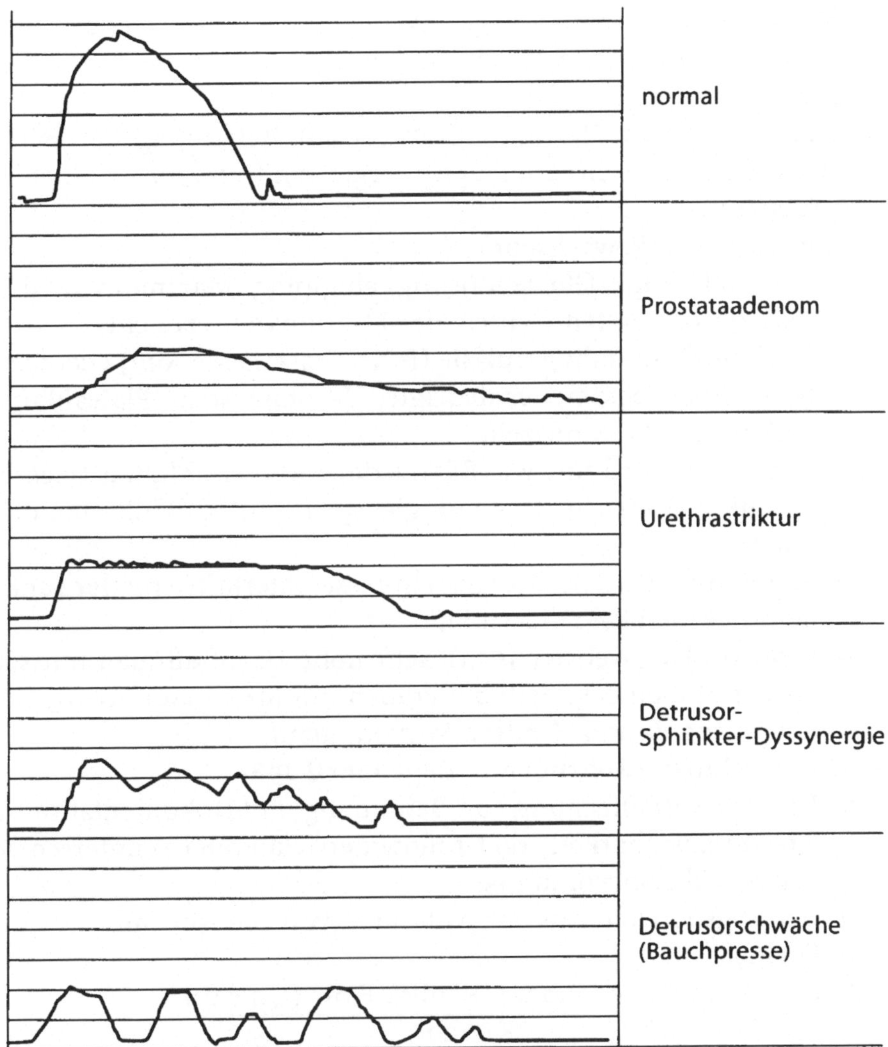

Abb. 4. Uroflowmetrie. Die Form der Harnflußkurve kann lediglich Hinweise auf die Ursache einer Harnstrahlabschwächung liefern: die Form der Harnflußkurve ist bei Prostataadenom und Urethrastriktur ähnlich. Auch die Miktion mit Bauchpresse kann anhand der Harnflußkurve nicht von einer Miktion bei Detrusor-Sphinkter-Dyssynergie unterschieden werden (Nach Melchior).

- Erhöhte Harnflußrate: von geringer diagnostischer Wertigkeit, evtl. Hinweis auf eine Detrusorhyperaktivität oder Betätigung der Bauchpresse.
- Intermitterender Harnfluß: Hinweis auf Betätigung der Bauchpresse (Atempausen) oder Dyssynergie von Detrusor und Sphinkterapparat.
- Kurventypen (Erwachsene)
  - Normalbefund: Glockenförmig, eingipflig, Maximum wird innerhalb des ersten Drittels der Miktionszeit erreicht.
  - benigne Prostatahyperplasie (BPH, Prostataadenom) : verzögerte Flußanstiegszeit, erniedrigte Harnflußraten, Plateaukurve, verlängerte Miktionszeit.
  - Harnröhrenstriktur: wie BPH, jedoch kürzere Flußanstiegszeit.
  - Sphinkter-Detrusor-Dyssynergie: spritzerartige Flußraten ohne Plateau.
  - ineffektive Miktion über Bauchpresse: intermittierender (undulierender/Stakkato) Harnfluß.
  - supervoider (Webster 1994): sehr hohe Harnflußraten mit sehr kurzer Flußanstiegszeit; bei Frauen mit Streßinkontinenz, Normalpersonen und Kindern vorkommend.
- **Uroflow-Index (Röhrborn u. Rugendorff 1983)**
  - Prinzip: Vereinfachung von Befundung und Dokumentation sowie Vergleichbarkeit von Uroflowmetriekurven bei unterschiedlichen Miktionsvolumina.
  - Geltungsbereich: Miktionsvolumina von 100–500 ml.
  - Formel:

$$li = \frac{\text{max. Flow (Qmax)} + \text{mittl. Flow (Qmean)}}{K \times 20}$$

$$K = \frac{\text{Volumen}}{400 + 0{,}75}$$

(K = Koeffizient; li = Uroflowindex)

  - Normalbereich:

Uroflowindex	> 1,1	= > Normalbefund
	zwischen 0,8 und 1,1	= > kontrollbedürftig, weitere Abklärung
	< 0,8	= > sicher pathologisch

Uroflowmetrie bei Kindern

- Erheblich erschwerte Auswertung durch fehlende Normwerte, häufig suboptimale Untersuchungsbedingungen und fehlende Reproduzierbarkeit (Knebel 1993).
- Die oben beschriebenen Kurventypen besitzen bei Kindern keine oder nur eine geringe Aussagekraft, da Knebel bei 330 urologisch gesunden Kindern zwischen 3 und 15 Jahren solche „pathologischen Flowmuster“ in ca. 40 % der Fälle fand (Knebel 1993).

Restharnbestimmung

Definition

Flüssigkeitsvolumen, das unmittelbar nach Abschluß einer Miktion in der Blase zurückbleibt (Abrams et al. 1990).

Bestimmung

- Sonographisch (Methode der Wahl);
- Einmalkatheterismus (transurethral oder suprapubisch) oder im Rahmen einer Zystoskopie;
- radiologisch;
- nuklearmedizinisch.

Protokoll

- Miktionsvolumen;
- Zeitintervall zwischen Miktion und Restharnbestimmung (Diurese!).

Normalbereich

- Unter 15 % der maximalen Blasenkapazität (kompensierte gegenüber dekompensierter Entleerung; Jonas et al. 1980).
- Der Pschyrembel gibt „10–30 ml“ als „normal“ an; 100 ml werden als „Grenzwert“ angegeben, bis zu dem „mit dem chirurgischen Eingreifen gewartet werden“ könne.

Bewertung

- Fehlen von Restharn schließt eine infravesikale Obstruktion oder Blasenfunktionsstörung nicht aus.
- Einmalig erhobener Restharn erfordert Kontrolle.
- Bei neurogenen Blasenentleerungsstörungen scheint dem intravesikalen Druck (Hochdrucksystem mit Werten > 30 cm H_2O in der

Füllungsphase) ein höherer Stellenwert in bezug auf eine Schädigung des oberen Harntraktes zuzukommen, als dem Restharnwert.

Sonderfälle

- Reflux
- Divertikel

Miktionszysturethrogramm (MCU)

Synonyme

MZU, MZUG, Zystographie, Miktionszystourethrographie.

Indikation

Patienten (vor allem Kinder!) mit Miktionsstörungen und/oder sonographisch nachgewiesener Dilatation der oberen Harnwege sowie Restharnbildung.

Technik

- Blasenfüllung bis zur vollständigen Ausnutzung der Kapazität auf transurethralem oder suprapubischem Weg oder im Rahmen eines Panurogramms (s. unten).
- Meist Instillationsverfahren mit einem hydrostatischen Druck von 40–70 cm H_2O auf transurethralem Weg.
- Mittelschnelle Füllung (ca. 50 ml/min) über 10–12 Ch-Katheter.
- Erwärmtes 30 %iges Kontrastmittel (150–250 ml).
- Wenn vorhanden, intermittierende Beobachtung der Füllungsphase über Bildverstärker-Fernsehkette.
- Einbeziehung der Miktionsphase in die Beobachtung und ggf. auch Dokumentation.
- Aufnahmen im a. p., und schrägen oder seitlichen (Zentralstrahl auf den Trochanter femoris projiziert, beide Hüftköpfe und Femurschäfte sollten sich übereinander projizieren) Strahlengang.

- Strahlengang

Fragestellung	Strahlengang
Screening, Reflux	a. p.
Inkontinenz, erwachsene Frau	seitlich
Blasenentleerungsstörung	seitlich
Beurteilung der männlichen Harnröhre	schräg

- Bessere Beurteilung der Relation von Blase und Harnröhre durch Verwendung einer Hodgkinson-Kette.
- Gegebenenfalls Untersuchung auf dem Miktionsstuhl sitzend (vesikourethraler Winkel nicht darstellbar).
- Sollen Ausscheidungsurogramm und MCU an einem Tag stattfinden, empfiehlt es sich, das MCU zuerst anzufertigen, um Irrtümer infolge von Kontrastmittelresten im oberen Harntrakt zu vermeiden.

Beurteilung

- Blasenkontur: Trabekulierung, Christbaumform, Divertikel, Pelottierung, Anhebung des Blasenbodens.
- Reflux: High- oder Low-pressure; Graduierung nach Heikel-Parkkulainen I–V.
- Homogene Füllung: Beachtung von Kontrastmittelaussparungen (Steine, Tumoren).
- Position der Blase im kleinen Becken: Verdrängung, Kaudalverlagerung (Retroposition/Retroflexion),
- Deszensus (vertikal/rotatorisch).
- Fixation von Blasenwandanteilen.
- Aktive Veränderungen der Blase während der Miktion: Aufrichtung der Blase, Öffnung des Blasenhalses, konzentrische Kontraktion des Detrusors, ggf. erkennbare funktionelle Stenosierung im Bereich des äußeren Schließmuskels und/oder des inneren Sphinkters.
- Schramm Zeichen: Weitstellung des Blasenhalses bei der Miktion als Ausdruck einer schlaffen Lähmung des funktionellen Blasenhalses bei neurogenen Läsionen (Vogler 1974).
- Morphologische Veränderungen der proximalen und distalen Harnröhre: Sphinkterstenose, BPH, Strikturen, Divertikel, Klappen,

Meatusstenose, zwiebelförmige Ballonierung der Harnröhre unter der Miktion bei funktioneller oder organischer Obstruktion.

- Grobe Einschätzung der Blasenkapazität und des Restharns
- *Urethrovesikaler Winkel* (UV-Winkel) der weiblichen Urethra im seitlichen Strahlengang: Winkel zwischen Urethra und Blasenboden; Ermittlung in Ruhe und bei Bauchpresse; beträgt bei normaler Kontinenz 90–100° (Kiesswetter 1981); wurde früher als wichtigstes diagnostisches Kriterium bei Streßinkontinenz angesehen (Jeffcoate u. Roberts 1952, „posterior angle"); dann verstrichener UV-Winkel (bis 180°).
- Der *Winkel der weiblichen Urethra zur Senkrechten:* soll mehr als 30° betragen (Kiesswetter 1981).
- Beziehung des weiblichen Blasenbodens zur *SCIPP-Linie* (Sacro-Coccygeal-Inferior-Pubis Point): Der Blasenboden sollte ca. 2 cm oberhalb dieser im seitlichen Strahlengang gedachten oder eingezeichneten Linie annähernd parallel liegen; bei der Streßinkontinenz sinkt der Blasenboden beim Pressen unter die SCIPP-Linie.
- *Form der weiblichen Urethra* im seitlichen oder schrägen Strahlengang: Normalerweise leicht s-förmig gekrümmt, vordere Urethra weist gegenüber der hinteren einen Achsenknick von ca. 15° auf, Urethralwand glatt - parallelverlaufend - ohne Kalibersprung; pathologisch: ampulläre oder zwiebelförmige hintere Harnröhre (Meatusstenose, funktionelle Obstruktion z. B. durch Beckenbodenspastik), weite unregelmäßige Urethralkontur ohne Grenze zwischen Detrusor und Harnröhre; Lyon u. Tanagho 1965: Trichtertyp, Pfeilspitzentyp, spastischer Typ, Distorsion oder Siphonbildung nach gynäkologischen Operationen.

Varianten

- *Antegrade Zystographie:* Untersuchung im Rahmen eines Urogramms (daher auch Panurogramm genannt) mit Anfertigung zweier a. p.- Aufnahmen: 1. mit voller Blase 2. nach der Miktion; meist keine befriedigende Bildqualität im seitlichen Strahlengang; Irrtümer durch Kontrastmittelreste im oberen Harntrakt möglich (s. oben).
- *Pneumozystographie:* Instillation von CO_2 in die Blase (negativer Kontrastmitteleffekt); eher von historischem Interesse.

- *Doppelkontrastmethode:* Nach vollständiger Entleerung der Blase Instillation von 10 ml eines höherprozentigen wasserlöslichen Kontrastmittels; zweimalige Drehung des Patienten um die Körperachse (im Liegen) und leichte Massage der Blase von außen; Instillation von 100–200 ml CO_2 ; Anfertigung von Aufnahmen im a.p. und seitlichen Strahlengang.
- *Polyzystographie:* 2 bis 3malige Exposition desselben Röntgenfilms während der Füllungsphase (z. B. nach jeweils 100 ml Füllung); positiver, negativer und Doppelkontrast möglich; zeigt eine eventuell vorhandene Fixation von Harnblasenwandanteilen.

Bewertung

- „... statische Betrachtung eines dynamischen Geschehens. Die Interpretation der Momentaufnahme einer Kontrastmittel-Harn-Ablauffigur ist daher fehlerhaft und problematisch." (Kiesswetter 1981).
- „ Das röntgenologische Zeichen eines vorhandenen UV-Winkels ... ist kein Beweis dafür, daß der Blasenhals dicht verschließt" (Kiesswetter 1981).

Urethrozystogramm (UCG)

Definition

Radiologische Darstellung der Harnröhre und evtl. der Harnblase durch retrograde Kontrastmittelinstillation im Ruhezustand.

Technik

- Zunächst Übersichtsaufnahme der Harnröhren- und Blasenregion ohne Kontrastmittel (Abgrenzung von evtl. vorhandenen kalkdichten Verschattungen gegenüber kontrastmittelgefüllten Hohlräumen).
- 20–30 ml 30 %iges Kontrastmittel werden mittels Spritze und aufgesetztem Konus, in der Fossa navicularis geblocktem Katheter oder Instrumentarium nach Knutsson (1935) in die Harnröhre gespritzt, Penis muß gestreckt werden.
- Aufnahmen in Lauenstein-Lage (halbschräg).
- Injektion darf nicht mit zu hohem Druck erfolgen (KM-Übertritt in die Blutbahn!) Gefahr einer Urosepsis bzw. eines anaphylaktischen Schocks
- Gegebenenfalls vor KM-Injektion Instillation eines Lokalanästhetikums zur Vermeidung reflektorischer Spasmen im Bereich des Beckenbodens.

Häufige Fehler

- Hände ungeschützt im Strahlengang.
- Falsche Lagerung.
- Injektion mit zu hohem Druck.

Bewertung

- Erfassung von morphologischen Veränderungen vor allem im Bereich der Harnröhre: Divertikel, Strikturierung (DD Beckenbodenspasmus), Influx.
- „Statische Untersuchung" (Palmtag 1977), daher keine funktionelle Aussage bezüglich des Blasenhalses möglich.

Zystometrie

Definition

- Methode, bei der die Druck-/Volumenbeziehung der Blase bestimmt wird.
- Die Zystometrie dient zur Beurteilung der Detrusoraktivität, Blasensensorik, -kapazität und -compliance.
- Idealerweise sollten die Symptome und das normale gewohnte Miktionsmuster des Patienten reproduziert werden.

Historie

- Die Zystometrie wurde erstmals von Haidenhain und Colberg 1858 verwendet.
- Beschreibung durch Rehfisch 1897.
- Weiterführung durch von Garrelts (1956/1957 kombinierte Druck- und Flußmessung).
- Tanagho et al. kombinierten 1966 erstmals simultan erfaßte urodynamische Meßdaten mit einer Röntgenuntersuchung des unteren Harntraktes.

Indikation

- Ungeklärte Reizzustände der Blase.
- Harninkontinenz (Klassifikation, Verlaufskontrolle), eventuelle Ausnahmen:
  - Frauen mit anamnestisch und klinisch eindeutiger Streßinkontinenz ohne Hinweis auf eine Detrusorinstabilität.
  - Patienten, die aus anderen Gründen nicht adäquat kooperieren können.
- Harninkontinenz in Kombination mit anderen Miktionsstörungen (Drangsymptomatik).
- Rezidivharninkontinenz.

- „Jede Streßinkontinenz, die mit Restharnbildung einhergeht“ (Palmtag 1977).
- Neurologische Erkrankungen mit Blasenfunktionsstörungen (Klassifikation, Verlaufskontrolle).
- Festlegen eines Operationszeitpunktes nach Detrusordekompensation infolge subvesikaler Obstruktion.
- Vor TURP: Indikation umstritten; praktikabler Kompromißvorschlag (Schulze 1994): bei Patienten mit auffälliger neurologischer Symptomatik bzw. bei Patienten mit einem maximalen Uroflow größer 15 ml/s.
- Patienten mit Symptomen einer *subvesikalen Obstruktion* und *Drangsymptomatik* oder *fehlendem morphologischem Korrelat* oder gleichzeitig vorliegender neurologischer Erkrankung oder Stoffwechselerkrankung mit Auswirkung auf die Blasenentleerung; maximaler Harnfluß vor TURP über 15 ml/s (Madersbacher 1992).
- Objektivierung und Klassifikation einer *postoperativen Inkontinenz* z.B. nach TURP oder radikaler Prostatavesikulektomie.
- Klinische Untersuchung allein weicht in bis zu 54 % der Fälle von einer urodynamischen Klassifikation ab (Katz u. Blaivas 1983).

Vorbereitung

- Suffiziente Anamnese, komplette klinische Untersuchung, möglichst auch ein vorliegendes Miktionsprotokoll (s. oben); Vorliegen eines "Nativflows" und einer Restharnbestimmung.
- Wacher, kooperativer Patient.
- Keine Medikation (zumindest alle aktuellen Pharmaka mit Dosierung notieren).
- kein florider Harnweginfekt (Urinkontrolle).
- Instrumentationen (z.B. Zystoskopie) sollten länger zurückliegen oder der Untersuchung nachgeschaltet werden.
- „Möglichst physiologisch und psychologisch akzeptable Bedingungen“ (Stöhrer et al. 1984).
- „... some patients are asked to sign a consent form“ (Webster 1994).
- parenterale Antibiotikaprophylaxe für 48 h nur bei Patienten mit künstlichen Herzklappen oder bekanntem Vitium oder solchen, die multiple aufeinanderfolgende Instrumentationen erhalten (Webster 1994).

Eichung

- Abgleich aller Meßsysteme bei atmosphärischem Druck auf Null *vor* Konnektion mit den eingelegten Sonden.
- Bei externen Druckwandlern (Statham) ist die Nullreferenzlinie die Oberkante der Symphyse.
- Bei Mikrotipkathetern ist die Katheterspitze selbst Referenzpunkt.

Protokoll

- Zugang: transurethral / perkutan.
- Füllmedium: Flüssigkeit (NaCl 0.9 %, evtl. gemischt mit Kontrastmittel: mögliche Verfälschung des Uroflow durch das dann höhere spezifische Gewicht beachten!)
  Gas (CO_2, Vor- und Nachteile s. unter Gaszystometrie weiter unten).
- Temperatur des Füllmediums: körperwarm, 37° C.
- Position des Patienten:
  - liegend (ohne Uroflow, lt. Webster können in dieser Position feine Abnormalitäten der Detrusorfunktion übersehen werden),
  - sitzend,
  - stehend.
- Art der Blasenfüllung: kontinuierlich oder stufenweise (dann Angabe der Volumina, wird als obsolet angesehen).
- Blasenfüllungsrate:
  - langsam (bis 10 ml/min, lt. Webster bei Kindern obligat),
  - mittel (10–100 ml/min),
  - schnell (über 100 ml/min).

  Jonas empfiehlt 60–100ml/min als „Kompromiß zwischen tolerabler Irritation und Untersuchungsdauer"; laut Palmtag (1977) 20–50 ml/min „wenn keine Provokation erwünscht ist"; Webster schätzt Füllungsraten zwischen 75 und 100 ml/min als provokativ und „... helpful to unmask bladder instability..." ein; wenn erwartete Phänomene nicht eintreten, können diese eventuell bei Wiederholung der Untersuchung mit schnellerer Füllrate beobachtet werden.

- Kathetertyp:
  Einfachlumen / Doppellumen / mehrere Katheter
  Hersteller, Kathetergröße (Charr),
  Mikrotipkatheter (Vorteil: verzögerungsfreie Darstellung der Druckkurven).
- Apparative Ausrüstung.

Vorgehen

1. *Vorbereitung*

- Aufklärung des Patienten über Zweck, Ablauf und mögliche Begleiterscheinungen der Untersuchung (s. unten), Empfehlung nach der Untersuchung viel zu trinken (Carter et al. 1992); „Erfolgsdruck" vom Patienten nehmen; es soll „wie immer" miktioniert werden.
- Zunächst vollständige Blasenentleerung durch den Patienten und anschließende Restharnprüfung über den intravesikal einzulegenden Meßkatheter.
- Soll über einen suprapubisch eingebrachten Katheter (SPK) gemessen werden, sollte das Einbringen des Katheters 2 Tage vor der eigentlichen Messung erfolgen; dies gilt natürlich nicht bei einem Auswechseln eines bereits liegenden SPK gegen den Meßkatheter.
- Möglichst keine Oberflächenanästhesie der Harnröhrenschleimhaut (Katheter allenfalls benetzen).
- Antibiotikaprophylaxe abgesehen von Ausnahmesituationen nicht erforderlich (s. oben); Coptcoat et al. fanden 1988 keinen Unterschied der (niedrigen) Infektionsraten von Patienten mit oder ohne Antibiotikaprophylaxe (200 mg Trimethoprim oral 2 h vor der Katheterisierung). Payne et al. berichten allerdings über eine erworbene signifikante Bakteriurie nach Zystometrie bei Frauen in 15 %, bei Männern sogar in 36 %; eine Kontrolle des Urinbefundes nach Zystometrie erscheint also empfehlenswert.
- Steriles Arbeiten ist selbstverständlich (Füllmedium, Katheter, Plazierung des intravesikalen Meßkatheters).
- Grundsätzlich Anwärmen des Füllungsmediums auf Körpertemperatur.

- Luftfreiheit der Schlauchsysteme, da Gas kompressibel ist und daher Dämpfungseffekte hervorrufen kann.
- Untersuchungsdauer (ohne Vorbereitung) 30–60 min.
- Der untersuchende Arzt soll während der gesamten Untersuchung anwesend sein und alle Beobachtungen (Artefakte, Harndrang, Husten etc.) unmittelbar auf der Meßkurve notieren.
- Herstellung von „möglichst physiologisch und psychologisch akzeptablen Bedingungen" (insbesondere Ungestörtheit!).
- Pessare oder Tampons sollten vor der Untersuchung entfernt werden.

2. *Füllungsphase*

- Vor Beginn der Füllung und vor Konnektion der Druckwandler mit dem Patienten Nullabgleich (Druckaufnehmer ist zur Umgebung geöffnet und das durch den Umgebungsdruck erzeugte Signal wird, meist auf Knopfdruck, zu Null abgeglichen) von Intravesikal- (p ves) und Rektaldruck (p abd) am atmosphärischen Druck.
- Funktionsprüfung des EMG (Aufforderung an den Patienten den Analsphinkter zuzukneifen).
- Bitte an den Patienten, ein eventuell auftretendes Blasenfüllungsgefühl, jede Änderung desselben und Harndrang anzugeben.
- Aufforderung an den Patienten nicht zu miktionieren, ggf. wiederholen.
- Einfache Provokationstests (Husten, Triggern und Bauchpresse) nach jeweils etwa 100 ml Blasenfüllung.
- Aufwendigere pharmakologische Provokationstests (wie z. B. der Carbachol-test, s. unten) nur bei Verdacht auf neurogene Blasenentleerungsstörung.
- Urinabgang muß jeweils vermerkt werden.
- Blasensensorik beurteilen.

3. *Entleerungsphase (Miktiometrie)*

- Nach Erreichen der maximalen Blasenkapazität Aufforderung an den Patienten zu miktionieren.
- Detrusordruckanstieg?
- Detrusordruck bei maximalem Harnfluß?

- Relaxation des Beckenbodens im EMG?
- Willkürliche Unterbrechung der Miktion möglich?
- Abschließende Restharnbestimmung (lt. Webster tendieren Restharnbestimmungen im Rahmen einer Zystometrie infolge ineffektiver Miktion zu erhöhten Werten; ggf. Kontrolle unter physiologischeren Bedingungen).
- Kann die Patientin oder der Patient wegen der ungewohnten Umgebung keine Miktion in Gang bringen (lt. Siroky u. Krane 1990 ca. 10 % der Männer und 50 % der Frauen ohne Miktionsstörungen), was ihr oder ihm im Alltag jedoch gelingt, so ist dies keineswegs als Obstruktion oder Detrusorhypotonie bzw. -areflexie zu werten.

Meßgrößen in der Füllungsphase

- Intravesikaler Druck (pves): Druck der in der Blase gemessen wird.
- Abdominaldruck (pabd): Maß für den von außen auf die Blase wirkenden Druck; wird der Praxis mittels Rektalsonde, welche mindestens 10 cm tief eingeführt werden sollte (McCarthy 1982), gemessen.
- Detrusordruck (pdet): Anteil des intravesikalen Druckes der durch die Kontraktionskraft der Blasenwand (aktiv oder passiv) aufgebracht wird; Bestimmung durch Subtraktion des Abdominaldruckes vom intravesikalen Druck.
- Blasensensorik:
  - schwierig zu bewerten, da die subjektive Empfindung des Patienten mit einfließt: bei kompletter Querschnittslähmung und diabetischer Neuropathie aufgehoben;
  - erstes Harndranggefühl normal ab 100 ml Füllung; lt. Jonas et al. (1980) normal ab 60 % der Blasenkapazität, andere Angaben:

Gruppe	Normalbereich (ml)	Autor (Jahr)
Alle	- ab 60 % der Blasenkapazität	Jonas et al. (1980)
	150 - 250	Tanagho u. McAninch (1992)
	150 - 200	Kiesswetter (1981)

Gruppe	Normalbereich (ml)	Autor (Jahr)
	100 - 300	Siroky u. Krane (1990)
	200 - 400	Faber (1984)
Männer	250 (+/- 50)	Palmtag (1977)
Frauen	225 (+/- 75)	Palmtag (1977)
Kinder	180 (+/-100)	Palmtag (1977)

- normales Harndranggefühl: Patient würde jetzt normalerweise eine Miktion einleiten; falls notwendig kann die Miktion jedoch verzögert werden;
- starkes Harndranggefühl: persistierendes Harndranggefühl ohne die Befürchtung, dabei Urin zu verlieren; lt. Kiesswetter (1981) bei 300–600 ml;
- Urge-Symptomatik (persistierendes Harndranggefühl mit der Befürchtung, dabei Urin zu verlieren);
- Schmerzen (Lokalisation und Charakter angeben! Immer abnormal, kann ein Hinweis auf eine unspezifische oder auch spezifische Zystitis sein).
- Bewertung
  - „Wert... liegt deshalb mehr in der Prüfung, ob ein sensibles Empfinden überhaupt vorhanden ist, als in der genauen Volumenangabe, bei der diese Empfindung auftritt" (Palmtag 1977).
  - Einteilung des Blasenfüllungsgefühls (Blasensensorik) laut ICS:
    normal — gesteigert (hypersensitiv) — vermindert (hyposensitiv) — nicht vorhanden.
  - Beschwerden bei der Blasenfüllung oder Urge Smptomatik bei geringen Füllungsmengen sind typisch für entzündliche Erkrankungen oder z.B. eine radiogene Zystitis.

- *Blasenkapazität:*
  - *Maximale Blasenkapazität;* das Füllungsvolumen, bei dem der Patient mit einer normalen Blasensensibilität einen starken Harndrang verspürt und die Miktion nicht länger hinauszögern kann.

Fehlerquellen: Sphinkterläsion oder gestörte Blasensensibilität (s. oben); bei Streßinkontinenz kann die maximale Blasenkapazität ggf. durch Verwendung eines zur Abdichtung gegen den Blasenhals gezogenen Ballonkatheters näherungsweise ermittelt werden, wobei hier durch die Irritation am Blasenhals wiederum Fehler möglich sind.

Gruppe	Normalbereich (ml)	Autor (Jahr)
Alle	300-600	Jonas et al. (1980)
Fetus vor der 22. Woche	4-5	Mandell et al. (1990)
Säugling im ersten Lebensjahr	ca. 30	Goellner et al. (1981)
Säugling im zweiten Lebensjahr	ca. 60	Goellner et al. (1981)
Kinder	300 (+/-150) 400-500 400-700	Palmtag (1977) Tanagho u. Aninch (1992) Faber (1984)
	Formel: (16 x Alter) + 70 als Untergrenze in ml	Houle et al. (1993)
Frauen	500 (+/-100)	Palmtag (1977)
Männer	600 (+/-150)	Palmtag (1977)

- *Funktionelle Blasenkapazität:* Miktionsvolumen, Ermittlung durch Miktionsprotokoll liegt meist um ca. 30 % über der zystometrisch ermittelten maximalen Blasenkapazität (Madersbacher 1992); eigentlich relevante Kapazität.
- *Maximale anatomische Blasenkapazität:* Jene Kapazität, welche unter Narkose erreicht werden kann; urodynamisch irrelevant da immer mit einer Überdehnung des Detrusors verbunden; sollte im Rahmen einer Zystometrie keinesfalls angestrebt werden!
- *Effektive Blasenkapazität:* maximale Blasenkapazität minus Restharn.

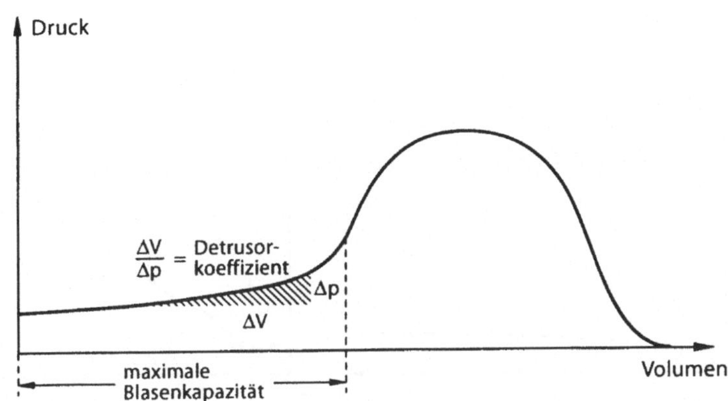

Abb. 5. Zystometrie Definitionen (s. Text)

- Detrusorkoeffizient = Compliance (dV/dp)
  - Definition: Verhältnis der Volumenänderung zur Änderung des intravesikalen Druckes in Abhängigkeit vom Blasenvolumen (Angabe in ml/cm H_2O) vor dem ersten Harndrang.
  - Bestimmung: uneinheitlich, da eine genaue Bestimmungsmethode von der ICS nicht definiert wurde; lt. persönlicher Mitteilung von Stöhrer ist eine Bestimmung im linearen Kurvenabschnitt vor dem Anstieg zur Miktion, wobei kleinere Druckschwankungen extrapoliert werden sollten, am praktikabelsten.
  - Normalbefunde:

Gruppe	Normalbereich (ml/cm H_2O)	Autor (Jahr)
Alle	25	Jonas et al. (1980), Faber (1984), Stöhrer (1989)
	40 - 50	Palmtag (1977)
	20 - 50	Kiesswetter (1981)
	>10	Madersbacher (1992)

  - Einflußnehmende Faktoren: Füllungsrate, Auswahl des Kurvenabschnitts zur Messung, Volumendifferenz, Blasengeometrie, Blasenwanddicke, mechanische Beschaffenheit der Blasenwand, Viskoelastizität des Detrusors.

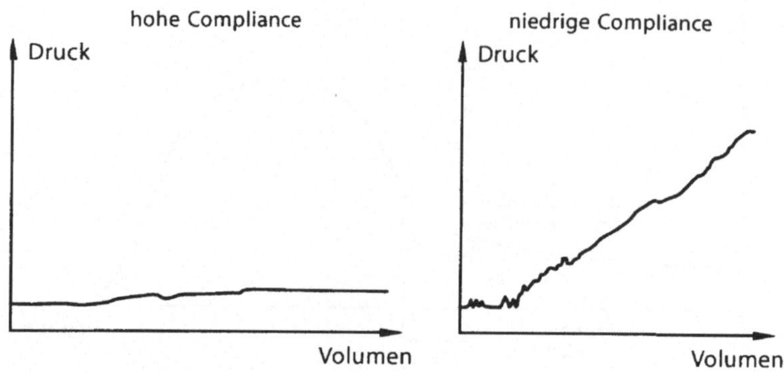

Abb. 6. Konzept der Compliance

- Beurteilung:
  - Low compliance: starker Detrusordruckanstieg bei geringer Füllung, entspricht schlechter Akkomodation in der Füllungsphase. Ätiologie: strukturell (Fibrose), entzündlich, radiogen, tumorbedingt oder funktionell (durch systemische oder topische Gabe eines detrusorrelaxierenden Medikaments bzw. bei Untersuchung in Anästhesie günstig beeinflußbar); stellt einen erheblichen Risikofaktor für den oberen Harntrakt dar.
  - High compliance: Minimaler oder kein Detrusordruckanstieg auch bei großen Füllungsvolumina; Ätiologie: psychogen, neurogen (Denervierung), myogen, obstruktiv (typisch: lange bestehende Harnretention) oder pharmakologisch.
  - Laut ICS 1990 geringgradige oder keine Druckunterschiede während der Füllungsphase normal.
  - Detrusordruckanstiege über 30 cm H_2O in der Füllungsphase bezeichnet Palmtag als Hochdrucksystem, das einen wesentlichen Risikofaktor für den oberen Harntrakt darstellt.

- Detrusorfunktion während der Füllungsphase
  - *Stabil:* Während der Füllungsphase können trotz Provokation keine Detrusorkontraktionen gemessen werden, während der Patient versucht die Miktion zu vermeiden (Normalbefund);

klagt die Patientin oder der Patient bei stabiler Detrusorfunktion über Drangsymptome (Pollakisurie, Nykturie, Harndranggefühl) verbunden mit einer Inkontinenz, spricht man von einer sensorischen Urge Inkontinenz (engl. Urge = Drang).

- *Instabil:* Unwillkürliche Detrusorkontraktion spontan oder auf Provokation (ursprünglich mindestens 15 cm H_2O; nach neueren Quellen wird eine untere Grenze der Schwankungsamplitude nicht mehr angegeben, s. unten) = unstable bladder (Bates 1971, Turner-Warwick 1973). Ist eine instabile Blase mit Drangsymptomen und Inkontinenz verbunden, spricht man von einer motorischen Urge-inkontinenz, laut Webster haben einige Autoren auch ein steil ansteigendes Zystogramm ohne Kontraktionswellen, das 15 cm H_2O übersteigt, instabil genannt; lt. ICS sollte in diesem Fall besser von einer Low compliance gesprochen werden; eine instabile Blase bei einer zugrundeliegenden neurologischen Erkrankung heißt definitionsgemäß (s. ICS-Definitionen) hyperreflexiv.
  - Bewertung: Wichtiger Hinweis auf neurogene Blasenentleerungsstörung und Hinweis auf das Ausmaß der zentralnervösen Kontrolle; aus dem Befund allein kann jedoch keine Diagnose gestellt werden: Ein instabiler Detrusor kommt bei Blasenentzündungen, Blasensteinen, Morbus Parkinson, Bandscheibenvorfall, Tumoren im kleinen Becken, MS, BPH (bis 40 % der Fälle), kongenital, entwicklungsbedingt und gelegentlich bei gesunden Normalpersonen vor!
- *Detrusorhyperaktivität*
  - Definition: Detrusorkontraktionen in der Füllungsphase (spontan oder provoziert), die vom Patienten nicht willkürlich unterdrückt werden können (ICS-Definition; Abrams et al. 1990), Begriff wird im angloamerikanischen Schrifttum als Detrusorinstabilität verwendet.
  - Formen (Madersbacher u. Palmtag 1990):
    a) phasische Druckwelle,
    b) anhaltende Drucksteigerung (= Low compliance bladder),
    c) Kombination aus a und b (selten).

- Ätiologie (Madersbacher u. Palmtag 1990):
  a) idiopathisch: psychologische Probleme („Harn statt Tränen“) - Kausalität umstritten;
  b) symptomatisch
     1. neurogen = Detrusorhyperreflexie,
     2. infravesikale Obstruktion (lt. Coolseat 1986 keine Korrelation zum Ausmaß der Obstruktion; BPH eher als Striktur - Blasenhalsnähe!),
     3. Blasenhalsschwäche,
     4. Irritation der Blase (Zystitis, Fremdkörper, Steine, Tumoren etc.).
- Bewertung: kleine, „wenige cm H_2O“ messende Druckschwankungen physiologisch; ein bestimmtes Ausmaß der Drucksteigerung (z. B. mindestens 15 cm H_2O) wird nicht mehr definiert, da auch geringere Drucksteigerungen zu klinischen Symptomen führen können" (Madersbacher u. Palmtag 1990). Nur bei einem Teil der Patienten mit irritativen Miktionsbeschwerden läßt sich eine Detrusorhyperaktivität nachweisen; andererseits kann sie auch ohne klinische Symptomatik gefunden werden. „Im frühen Kindesalter“ (bis 5. Lebensjahr?) physiologisch; ein Detrusordruckanstieg kann prinzipiell auf (aktive) Kontraktion oder aber auf (passive) mangelnde Dehnbarkeit oder Akkomodation der Blasenwand zurückzuführen sein; zur Unterscheidung können aktive Faktoren durch Anästhesie oder anticholinerge Medikation beeinflußt werden, was bei passiven Faktoren nicht der Fall ist; ein persistierender Detrusordruck über 40 cm H_2O wird allgemein als gefährlich für den oberen Harntrakt angesehen (Houle et al. 1993).

□ *Verminderte Detrusoraktivität* (modifiziert nach Webster 1994):Sowohl während der Füllungsphase als auch bei der Miktion oder dem Miktionsversuch kann keine oder keine adäquate Detrusorkontraktion verzeichnet werden. Ätiologie: psychogen, neurogen, myogen, obstruktiv oder pharmakologisch bedingt; der Terminus *Detrusorareflexie* (= autonome Blase) bleibt einer solchen Erscheinung aus neurologischer Ursache vorbehalten; bei allen anderen Ursachen spricht man auch von einem nonkontraktilen Detrusor; angesichts der hier anzutreffenden großen Blasenkapazität bei minimaler oder fehlender Drucksteigerung spricht man auch von einer High compliance der Blase.

- Kontinenz
  Jeder Urinverlust während der Füllungsphase mit oder ohne Provokation ist pathologisch:
  - Streßinkontinenz kennzeichnet ein Urinverlust während des Hustenstoßes ohne Detrusordruckanstieg.
  - Urgeinkontinenz weist einen Urinverlust nach dem Hustenstoß (oder sonstiger Provokation, z.B. Lagewechsel) mit Detrusordruckanstieg auf.
- Leak-point-pressure (LPP, modifiziert nach Thon et al. 1994)
  - Definition: intravesikaler Druck bei Auftreten eines unwillkürlichen Urinverlustes.
  - Bestimmung: Wird als Screening oder Verlaufskontrolle unter Therapie auch ohne urodynamischen Meßplatz mit Hilfe eines Katheters bestimmt, an den ein Steigrohr zur zentralen Venendruckmessung angeschlossen wird; Blasenfüllrate beim 5 Ch.-Katheter soll 1,5–2 ml / min betragen (möglichst dünnen, 5 Ch.-Katheter verwenden, größerlumige Katheter könnten die Harnröhre abdichten und falsch-hohe Werte ergeben).
  - Abhängig von der Compliance, dem urethralen Verschlußdruck und der Detrusordruckamplitude bei Auftreten unwillkürlicher Detrusorkontraktionen.
  - "Ursachendifferenzierung ... nicht möglich"; Anteil des Abdominaldrucks und damit des realen Detrusordrucks an den gemessenen Werten kann nur bei einer Bestimmung im Rahmen einer Zystometrie beurteilt werden.
  - Werte über 40 cm H_2O werden von verschiedenen Untersuchern (Mc Guire et al. 1981, Ghoniem et al. 1990) als Indikator drohender Nierenfunktions-verschlechterungen bewertet.
  - Vgl. Palmtags Konzept des Hochdrucksystems.

Meßgrößen in der Miktionsphase

- *Öffnungszeit (s):* Zeit vom Detrusordruckanstieg bis zum Beginn des Harnflusses, = isovolumetrische initiale Kontraktionsphase der Miktion.
- *Prämiktionsdruck (cm H_2O):* Druck der unmittelbar vor Einsetzen der initialen isovolumetrischen Kontraktion gemessen wird.
- Öffnungsdruck (cm H_2O): Druck der bei Einsetzen eines meßbaren Harnflusses gemessen wird; lt. Webster weist ein Öffnungsdruck über 80 cm H_2O auf eine Obstruktion hin.
- *Druck bei maximalem Harnfluß (cm H_2O)* (s. Abb. 7) Normalwerte:

Gruppe	Normalbereich (cm H2O)	Autor (Jahr)
Alle	< 30	Tanagho u. McAninch (1992)
	40	Palmtag (1977)
	50 - 100	Kiesswetter (1981)
	60 - 120	Siroky u. Krane (1990)
	< 75	Jonas et al. (1980)
Kinder	35(+/- 12)	Palmtag (1977)
Frauen	33(+/- 15)	Palmtag (1977)
Männer	43(+/- 10)	Palmtag (1977)

Webster hält Druckwerte über 100 cm H_2O für einen Hinweis auf eine subvesikale Obstruktion, selbst bei noch normalem Uroflow;

- *Kontraktionsdruck bei maximalem Harnfluß (cm H_2O):* Differenz zwischen Druck bei maximalem Harnfluß und Prämiktionsdruck;
- *Sonderfall:* Harnblasenentleerung ohne Detrusordruckanstieg, allein durch Senkung des urethralen Widerstandes; hauptsächlich bei Frauen; ohne pathologische Bedeutung (Palmtag 1977); Vorkommen (Merrill 1971): Frauen ca. 50 %, Männer ca. 5 %.
- *Postmiktionelle Ereignisse,* z. B. sog. Aftercontractions (Bedeutung unklar, werden von einigen Autoren mit einem hyperaktiven Detrusor in Zusammenhang gebracht).
- *Druck-Fluß-Beziehungen* (s. Abb. 8)
  - Obstruktiv: Hoher Miktionsdruck bei niedrigem Uroflow; lt. Webster (1994) Miktionsdruck über 60 cm H_2O in Kombination

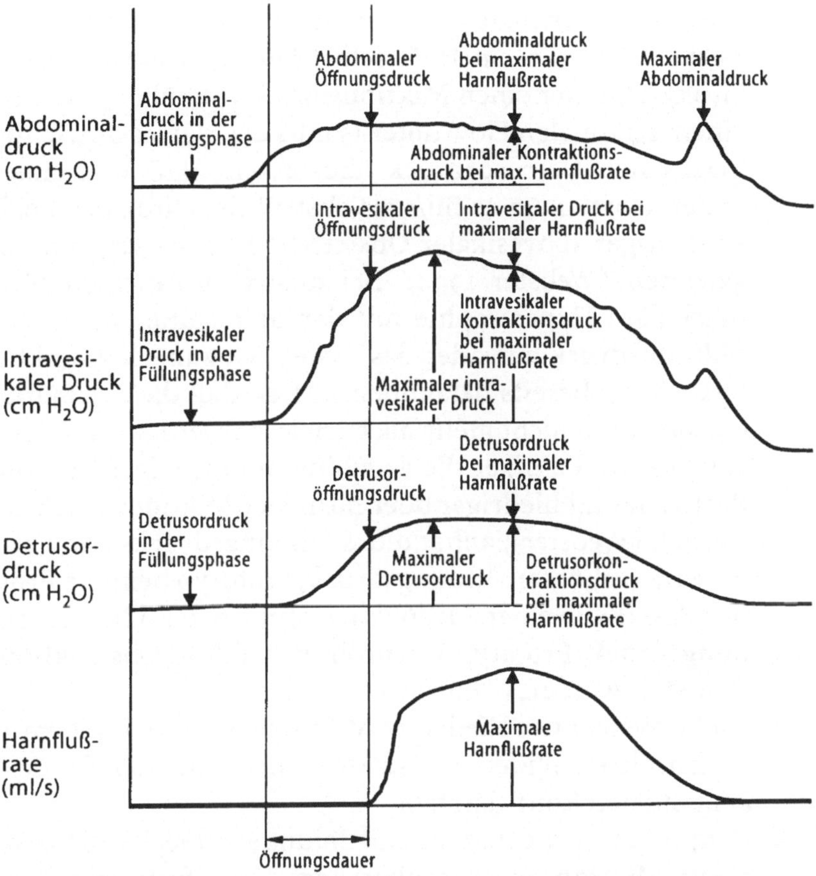

Abb. 7. ICS - Nomenklatur zur Druck-Fluß-Aufzeichnung der Miktion

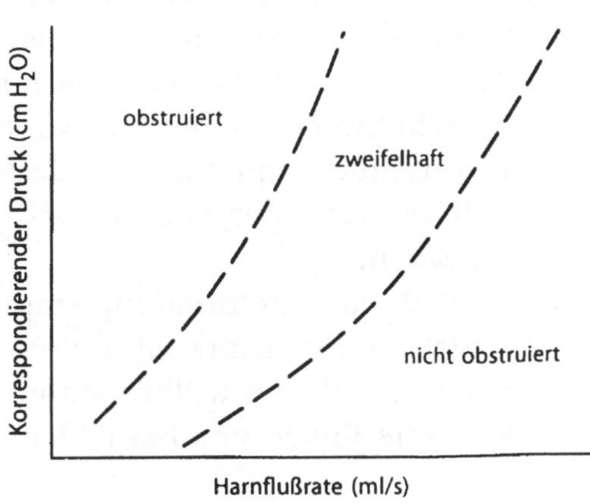

Abb. 8. Druck-Fluß-Relation. Die exakte Festlegung des Bereiches der zweifelhaften Befunde hängt von verschiedenen Faktoren wie Alter, Geschlecht und entleertem Harnvolumen ab. (Nach Abrams et al. 1990)

mit einer maximalen Harnflußrate unter 15 ml/s oder Druckwerte über 100 cm H_2O selbst bei noch normalem Uroflow; Siroky gibt hier einen Miktionsdruck von über 75 cm H_2O und einen maximalen Flow unter 15 ml/s an; Blaivas bezeichnet einen maximalen Detrusordruck über 45 cm H_2O und einen maximalen Flow unter 12 ml/s als obstruktiv; wird auch bei klinisch eindeutiger subvesikaler Obstruktion keineswegs immer nachgewiesen (Webster 1994). Bei manchen Patienten bleibt eine muskuläre Hypertrophie mit daraus resultierendem erhöhtem Miktionsdruck aus oder das System ist zum Zeitpunkt der Untersuchung bereits dekompensiert, so daß die o.g. Symptomenkonstellation nicht mehr nachgewiesen werden kann. In solchen Fällen kann häufiger die Kombination niedriger Uroflow, hoher Restharn und niedriger oder normaler Miktionsdruck gefunden werden (Webster); anhand des Öffnungsdrucks kann eine *kompressive* (erhöhter Öffnungsdruck, Prototyp benigne Prostatahyperplasie) von einer *konstriktiven* (normaler oder niedriger Öffnungsdruck, Prototyp Harnröhrenstriktur) Obstruktion unterschieden werden (Thüroff et al. 1980).

- Nicht obstruktiv: Niedriger Miktionsdruck bei hohem Uroflow
- „Harnröhren-Widerstandsfaktor" nicht sinnvoll, da die Urethra kein starres Rohr darstellt.
- Gruppe der nicht eindeutigen Befunde: Schlechter Flow bei niedrigem Miktionsdruck, s. oben ; ggf. Klassifikation z. B. mit dem Nomogramm nach Schäfer (1992, persönliche Mitteilung).

- *Detrusorfunktion während der Miktion*
  - Akontraktil: Detrusor kontrahiert sich unter keinen Umständen;
  - Hypoaktiv: keinerlei Kontraktionen während der Füllungsphase; während der Entleerung Kontraktion inadäquat (verminderte Amplitude und/oder verkürzte Dauer); Fälle mit Hyperaktivität während der Füllung und hypoaktiver Miktion sind beschrieben;
  - Normal: nach Empfindung eines Harndranggefühls willkürlich ausgelöste Detrusorkontraktion, die während der Entleerungsphase anhält und willkürlich unterbrochen werden kann; restharnfreie Entleerung bei fehlender Obstruktion.

Provokationstests

- Hustenstoß.
- Bauchpresse.
- Schnelle Füllung (s. oben).
- Eiswassertest (Palmtag 1977)
  Vorgehen: in kurzer Zeit ca. 100 ml Eiswasser instillieren; wenn positiv (meßbare Detrusorkontraktion): Reflexblase;
- Lagewechsel, Füllung im Stehen, Springen; wenn positiv (meßbare Detrusorkontraktion): Detrusorinstabilität;
- Beklopfen der Blasenregion (Triggern); wenn positiv (meßbare Detrusorkontraktion): Reflexblase.
- Carbachol-Test (Lapides et al. 1962)
  - Synonyme: Hypersensibilitätstest, Lapides-Test, Bethanechol supersensitivity testing.
  - Indikation: Unterscheidung zwischen Hypoaktivität myogenen und neurogenen Ursprungs.
  - Prinzip: Ein denerviertes Organ zeigt eine übersteigerte Antwort auf seinen natürlichen Neurotransmitter (denervierungsbedingte Hypersensitivität, Cannon's law).
  - Kontraindikationen: Ulcus ventriculi, Thyreotoxikose, Herzinsuffizienz (NYHA III-IV), Myokardinfarkt, Asthma bronchiale, Hypotonie, Parkinsonismus
  - unerwünschte Wirkungen: Schweißausbruch, Übelkeit, Erbrechen, Speichelfluß, verstärkter Harndrang, in höherer Dosis: Bradykardie = Atropin bereithalten.
  - Vorgehen:
    1. Test erklären und auf Nebenwirkungen hinweisen; Kontraindikationen beachten!
    2. Füllen der Blase mit konstantem Volumen oder bis knapp unterhalb der Kapazitätsgrenze
    3. 0,25 mg Carbachol s. c. (= 1A. Doryl, Beschleunigung durch i.m.-Injektion, jedoch oft krampfartige Schmerzen im Abdomen!)
    4. Beobachtung des Blasendrucks über 30 min.

- Bewertung:
  - Anstieg des Blasendrucks um über 20 cm H_2O zeigt, daß eine Denervation wahrscheinlich ist; = *dezentralisierte (autonome) Blase;*
  - falsch-positive Resultate bei entzündlichen Blasenerkrankungen;
  - falsch-negative Befunde bei Messungen innerhalb von 8 Wochen nach der Denervation;
  - ein therapeutischer Benefit von Cholinergika darf auch bei positivem Carbachol-Test nicht ohne weiteres erwartet werden.

Mögliche Fehlerquellen der Zystometrie

- *Leckage:* Während der Untersuchung entlang des Füllungskatheters, vor allem bei inkompetentem Sphinktermechanismus; ggf. kann in einem solchen Fall die Untersuchung mit einem Ballonkatheter, der gegen den Blasenhals gezogen wird, wiederholt werden, um wenigstens eine Aussage über die Füllungsphase (stabil/instabil) treffen zu können.
- *Massiver Reflux* kann eine falsch-hohe Compliance und falsche Blasenkapazität vortäuschen.
- *Zu rasche Füllung* (s. oben) wirkt auch auf einen normalen Detrusor provokativ und kann eine geringe Kapazität und eine niedrige Compliance simulieren.
- *Bewegungsartefakte* (im Protokoll vermerken, Gegenwart des Untersuchers bei der Untersuchung unabdingbar!)
- Anliegen des intravesikalen Katheters an der Blasenwand: Hustenspike fehlt in der Intravesikaldruckanzeige!
- *Mangelnde Kooperation des Patienten,* vor allem bei Kindern, kann die Beurteilung der Detrusorstabilität unmöglich machen, wenn trotz gegenteiliger Instruktion miktioniert wird.
- *Irritationen der Harnblase* durch Dauerkatheter, Instrumentationen oder Entzündung können eine niedrige Compliance, eine niedrige Kapazität oder eine Detrusorinstabilität hervorrufen, die bei fehlender Irritation nicht vorliegen würden; ein florider Harnwegsinfekt (s. oben) muß vor der Untersuchung ausgeschlossen werden; bei Dauerkatheterträgern sollte ein Auslaßversuch mit intermittierendem sterilem Einmalkatheterismus gemacht werden.

- *Zeitverschiebung* zwischen Detrusordruck und Uroflow, die durch die Distanz des Flowmeters zum Patienten hervorgerufen wird
- *Füllungsbeginn bei unvollständig entleerter Blase* (Restharnbestimmung vorschalten), forcierte Diurese während der Untersuchung.
- *Fehlerhafter Nullabgleich:* wird dieser nach Konnektion der Druckwandler mit dem Patienten durchgeführt, treten „paradoxe" negative Werte für den Intravesikal- und Abdominaldruck auf.
- *Vertauschen der Schlauchsysteme* Intravesikaldruck und Rektaldruck: Fehlmessung des Differenzdruckes (Detrusordruck).

Bewertung

- Zystometrische Befunde dürfen niemals isoliert betrachtet werden, sie können „stets nur in die klinische Gesamtdiagnostik als ein Baustein miteingereiht werden" (Palmtag 1977).
- Urodynamik liefert keine Diagnose, sondern objektive Daten zur Beurteilung der Blasenspeicher- und Entleerungsfunktion (Palmtag).
- Einteilung der Miktionsstörung nach der Klassifikation der ICS
  - Detrusor: normal - überaktiv - unteraktiv,
  - Urethra: normal - überaktiv - inkompetent,
  - Sensibilität: normal - gesteigert (hypersensitiv) - vermindert (hyposensitiv) - nicht vorhanden.
- Eine Telemetrie- oder Langzeitzystometrie-Ausrüstung mit begleitendem Patientenprotokoll ermöglicht unter Umständen die Beobachtung von Phänomenen, die bei einer herkömmlichen Messung nicht beobachtet werden können.
- Um reproduzierbare Ergebnisse zu erhalten, besonders im Rahmen von wissenschaftlichen Fragestellungen, sind mindestens 3 aufeinanderfolgende Messungen nötig; man gewährt dem Patienten einen „Probelauf" zur Gewöhnung an die Meßsituation und kann dann die folgenden Messungen zur Untersuchung verwenden (Englowski 1993).

Typische Befundkonstellationen

Normalbefund

- Während der Füllungsphase steigt das Blasenvolumen ohne signifikanten Druckanstieg (Akkomodation); keine unwillkürlichen Detrusorkontraktionen (auch nicht unter Provokation);
- Erstes Blasenfüllungsgefühl ab einem Volumen von 150–250 ml, Harndranggefühl ab Erreichen einer Kapazität von 350–450 ml (Erwachsene);
- Nach Erreichen einer im Normbereich liegenden Blasenkapazität willkürliche Miktionseinleitung mit der Möglichkeit, diese zu unterbrechen; durch willkürliche zentrale Hemmung des Miktionsreflexes kann die Detrusorkontraktion so lange unterdrückt werden, bis die äußeren Umstände eine („sozial adäquate") Blasenentleerung zulassen.
- Während der Miktion normaler Detrusordruckanstieg ohne Einsetzen der Bauchpresse .

Streßinkontinenz

- In der Füllungsphase Abgang von geringen Harnportionen bei Provokation durch Husten oder Pressen (passiver Urinverlust) ohne zeitliche Verzögerung;
- Keine ungehemmten Detrusorkontraktionen;
- Fehlender Urinverlust unter der Untersuchung schließt bei eindeutiger Anamnese eine Streßinkontinenz keineswegs aus! (adäquate Provokation kann nicht immer simuliert werden);
- Miktion: unbehinderte Miktion mit u.U. übernormal hohem Harnfluß bei niedrigem Miktionsdruck (ca. 1/3 der Fälle) oder obstruktiver Miktionstyp (niedriger Harnfluß und hoher Miktionsdruck infolge Energievernichtung in der Zystozele oder infolge "Quetschhahnphänomen" bei rotatorischem Deszensus (ca. 2/3 d.F.).

Detrusor-Sphinkter-Dyskoordination

- Erhöhte Sphinkter-EMG-Aktivität während der Miktion mit simultanen Detrusordruckerhöhungen und Uroflowschwankungen;

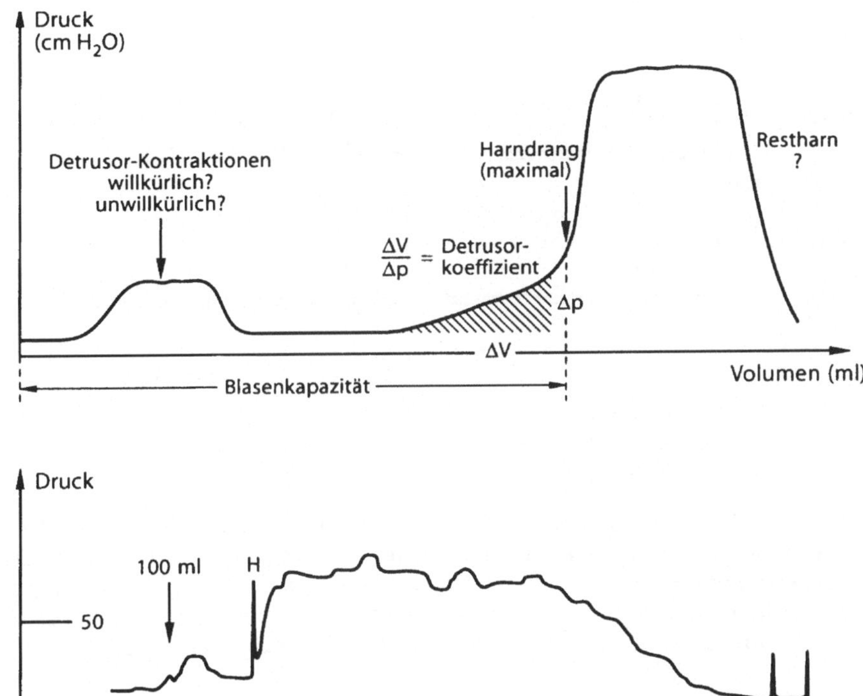

Abb. 9. Auswertungsschema der Zystometrie (oben) und Meßbeispiel (unten). In dem Beispiel ist eine erste ungehemmte Detrusorkontraktion bei einer Blasenfüllung von 100 ml sichtbar. Nach Provokation (H Hustenstoß) folgt eine weitere Detrusorkontraktion, die nicht unterdrückt werden kann und zur unfreiwilligen Miktion führt. (Nach Melchior 1981).

- *Beckenbodenkneifen* als Ausdruck eines falschen Miktionsverhaltens; kann sowohl mit einer Hyper- als auch mit einer Hypoaktivität des Detrusors vergesellschaftet sein;
- liegt eine neurologische Grunderkrankung vor, spricht man definitionsgemäß von einer *Detrusor-Sphinkter-Dyssynergie.*

Urgeinkontinenz

- Unfreiwilliger Urinverlust, der mit einem Harndranggefühl einhergeht und zeitlich verzögert nach einer Provokation auftritt;
- unwillkürliche Detrusorkontraktionen (Detrusorinstabilität) mit und ohne Provokation;

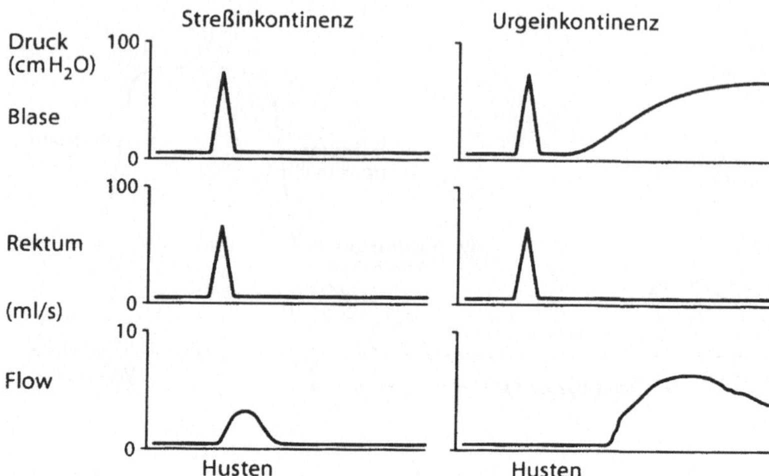

Abb. 10. Differentialdiagnose Streßinkontinenz - Urgeinkontinenz. Bei der Streßinkontinenz passiver, unwillkürlicher Urinabgang bei intraabdomineller Druckerhöhung (Husten), bei der Urgeinkontinenz im Anschluß an die passive intravesikale Druckerhöhung (Husten) Provokation einer aktiven Detrusorkontraktion mit unwillkürlichem Urinverlust (Nach Jonas et al. 1980).

- Harndranggefühl während dieser Kontraktionen;
- verfrühtes erstes Harndranggefühl (Füllung < 100 ml);
- verminderte Blasenkapazität;
- Miktionsphase: unauffällig (primäre Formen) oder Charakteristika der Blasenentleerungsstörung (sekundäre Formen);
- motorische Urgeinkontinenz: unwillkürliche Detrusorkontraktionen (> 15 cm H_2O), erster Harndrang löst typischerweise eine solche Kontraktion aus, Detrusordruckanstieg wird als imperativer Harndrang wahrgenommen, instabiler Detrusor;
- sensorische Urgeinkontinenz: keine unwillkürliche Detrusorkontraktionen.

Funktionelle infravesikale Obstruktion

- Restharnbildung ohne morphologisches Korrelat für eine anatomisch-mechanisch bedingte Obstruktion;
- verminderter Uroflow (evtl. wellenförmig);
- erhöhter Miktionsdruck (evtl. wellenförmig);

- EMG: regelrechte Relaxation während der Miktion oder anhaltend vermehrte Aktivität während der Miktion, wenn die Störung im Bereich des Beckenbodens liegt;
- MCU: konstante Engstellung des Blasenhalses oder zwiebelförmige Erweiterung der proximalen Urethra (sekundäre Engstellung des Blasenhalses infolge Arbeitshypertrophie des Detrusors);
- s. ICS-Definition der Dyssynergien bzw. Dyskoordinationen;
- Druckflußmessung erforderlich;
- eine organische infravesikale Obstruktion (= mechanische Blasenentleerungsstörung) und okkulte neurologische Erkrankungen müssen differentialdiagnostisch abgegrenzt werden.

Mechanische Blasenentleerungsstörung (Palmtag 1977)

- Kompensiert: Verringerung der max. Blasenkapazität, instabiler Detrusor, willkürliche Miktionseinleitung und -unterbrechung;
- dekompensiert: Vergrößerung der max. Blasenkapazität, verzögerte willkürliche Miktionseinleitung, willkürliche Miktionsunterbrechung möglich, Restharnbildung, „Miktionsreflex ist bei diesen Patienten selten nachweisbar".

Detrusorschwäche (Jonas et al. 1980)

- Blasenkapazität erhöht;
- Harndrang verspätet oder gänzlich fehlend;
- Miktion: allenfalls flache Detrusorkontraktion, verminderter Uroflow; bei Frühformen einer sekundären Detrusorschwäche Bild einer infravesikalen Obstruktion; nach Harnableitung ist auch in Spätstadien oft wieder die infravesikale Obstruktion nach Rekompensation des Detrusors erkennbar (hoher Miktionsdruck bei vermindertem Uroflow);
- Stakkato-Harnfluß bei intermittierendem Einsatz der Bauchpresse;
- Carbachol-Test negativ.

Läsion des unteren motorischen Neurons

- Synonyme: infranukleäre Läsion, autonome Blase.

- Einteilung:
  komplett (kein Harndranggefühl)
  inkomplett (Harndranggefühl) = „motorisch denervierte Blase";
- Blasenkapazität erhöht;
- hohe Compliance;
- Harndrang gänzlich fehlend (komplette Form);
- Miktion: Detrusorakontraktilität; Miktion über Bauchpresse oder Credé Effektivität unterschiedlich (infravesikale Obstruktion etc.);
- *kompensierte* (Restharn < 15 % der maximalen Blasenkapazität) oder *dekompensierte* Entleerung (Restharn > 15 % der maximalen Blasenkapazität);
- Carbachol-Test positiv; evtl. falsch-negatives Ergebnis infolge sekundärer myogener Veränderungen am Detrusor (Palmtag 1977);
- sog. autonome Wellen (Veränderungen des intravesikalen Drucks um wenige cm H_2O, die nicht zur Entleerung führen);
- Urethradruckprofil: hypotones Urethraruheprofil.

Läsion des oberen motorischen Neurons

- Synonym: supranukleäre Läsion.
- Einteilung:
  komplett (kein Harndranggefühl)
  inkomplett (Harndranggefühl);
- charakteristisch: motorische Übererregbarkeit und funktionelle infravesikale Obstruktion;
- unwillkürliche Detrusorkontraktionen mit und ohne Provokation mit Urinabgang;
- Triggermechanismen (suprapubisches Klopfen, perineales Reiben);
- reduzierte Blasenkapazität (nach Dekompensation des Detrusors allerdings auch normale oder erhöhte Kapazität möglich);
- Compliance verringert;
- Blasenruhetonus erhöht;
- Harndranggefühl fehlend (komplette Form);

- Miktion: infravesikale Obstruktion; Miktionseinleitung unwillkürlich (reflektorisch, getriggert), evtl. Bauchpresse oder Credé (schädlich, da mit hohen intravesikalen Drücken einhergehend);
- Restharnbildung;
- kompensierte (Restharn < 15 % der maximalen Blasenkapazität) oder dekompensierte Entleerung (Restharn > 15 % der max. Blasenkapazität);
- Urethradruckprofil nur in speziellen Situationen (Beurteilung der funktionellen Urethralänge bei wiederholten Sphinkterresektionen) nützlich.

Reflexblase

- Nach der ICS-Definition spricht man von einer Reflexinkontinenz bei Vorliegen einer Harninkontinenz als Folge eines anomalen spinalen Reflexes ohne das subjektive Gefühl des Harndranges.
- Nur bei Patienten mit einer bestehenden neurologischen Grunderkrankung.
- Unwillkürliche Detrusorkontraktionen.
- Kein Harndranggefühl, Blasenfüllung kann eventuell durch Hitze im Gesicht, Schweißausbruch, Spasmen in der unteren Extremität oder Blutdruckanstieg wahrgenommen werden (vegetative Hyperlabilität).
- Erhöhter Restharn.
- Funktionelle infravesikale Obstruktion (verminderter Uroflow).
- Eiswassertest und Triggern positiv.
- Eventuell Ausbildung eines Hochdrucksystems mit deletären Folgen für den oberen Harntrakt.

Schockblase (Palmtag 1977)

- Bezeichnet eine Blasenentleerungsstörung in der Frühphase (einige Wochen) nach einer spinalen Verletzung.
- Max. Blasenkapazität erhöht (Ausfall der spinalen Nerven unterhalb der Verletzungsstelle).
- Restharnbildung (Überwiegen der sympathischen Innervation des Beckenbodens, da diese überwiegend extraspinal verläuft).
- Detrusorakontraktilität.

Blasenfunktionsstörungen bei Parkinson-Syndrom (modifiziert nach Jünemann 1990)

- Blasenfunktionsstörungen bei bis zu 90 % aller Patienten mit Parkinson-Syndrom.
- Keine Korrelation zwischen Schweregrad des Rigors und Zunahme der Blasendysfunktion.
- Detrusorhyperreflexie in 56 % der Fälle (Berger et al. 1987: 90 % Siroky u. Krane 1990: 75 %).
- Nichtkontraktiler Detrusor 44 % (evtl. sekundär medikamentös bedingt durch hochdosierte L-Dopa-Behandlung).
- Bei Kombinationstherapie L-Dopa + Anticholinergikum häufig nichtkontraktiler Detrusor mit erhöhtem Blasenauslaßwiderstand.
- Reduzierte Blasensensibilität in 50 %.
- Detrusor-Sphinkter-Dyssynergie in 25 % (Siroky u. Krane 1990).
- Typisch: Detrusorhyperreflexie - Low compliance - verminderte Blasenkapazität.

Blasenfunktionsstörungen bei Diabetes mellitus (modifiziert nach Jünemann 1992)

- Bei ansonsten „urologisch Unauffälligen" findet sich in bis zu 40 % eine Fehlfunktion der Blasenentleerung.
- Progredienter Blasensensibilitätsverlust.
- Detrusorhypo- oder akontraktilität.
- Eventuell riesige Blasenkapazität über 1000 ml (schmerzlose Überlaufblase).
- Maximaler Detrusordruck bei der Miktion verringert, evtl. keine Miktion mehr auslösbar.
- Restharn.

Blasenfunktionsstörungen bei Rückenmarkverletzung

- Detrusor-Sphinkter-Dyssynergie in 2/3 der Fälle (Siroky u. Krane 1990).
- Weitere Einteilung siehe infra- bzw. supranukleäre Läsion.

Blasenfunktionsstörungen bei multipler Sklerose

- „Bunteste(s) Bild aller neurogen bedingten Blasenentleerungsstörungen" (Jünemann 1992).
- Detrusor-Hyperreflexie in 75 % der Fälle (Siroky u. Krane 1990), bzw. 70 % (Jünemann 1992).
- Hyporeflexie in 20 % (Jünemann 1992).
- Normalfunktion in 10 % (Jünemann 1992).
- Detrusor-Sphinkter-Dyssynergie in 25 % der Fälle (Siroky u. Krane 1990).
- „... auch im Hinblick auf die Blasendysfunktion in Schüben verlaufende(s) Krankheitsbild" (Jünemann 1992).

Blasenfunktionsstörungen bei zerebrovaskulärer Sklerose

- Zentral enthemmte Blase in 80 % der Fälle (Siroky u. Krane 1990).

Blasenfunktionsstörungen bei lumbalem Diskusprolaps

- Detrusor-Areflexie in 75 % der Fälle (Siroky u. Krane 1990).

Blasenfunktionsstörungen bei Z.n. ausgedehnten Operationen im kleinen Becken

- Detrusorhypo- bzw. areflexie.

Blasenfunktionsstörungen bei Interstitieller Zystitis (Webster 1994)

- Kleine Kapazität bei normaler Compliance.
- Stabiler Detrusor.
- „sensory urgency ... prevents further filling"

Mögliche Komplikationen der Zystometrie (modifiziert nach Carter et al. 1992):

- Dysurie in irgendeiner Form: 63 %
- schwere Dysurie über 72 h: 6 % (Männer 13,5 %, Frauen 3,4 %, ohne Bezug zu Harnwegsinfekten)
- Harnwegsinfektion: < 2 %

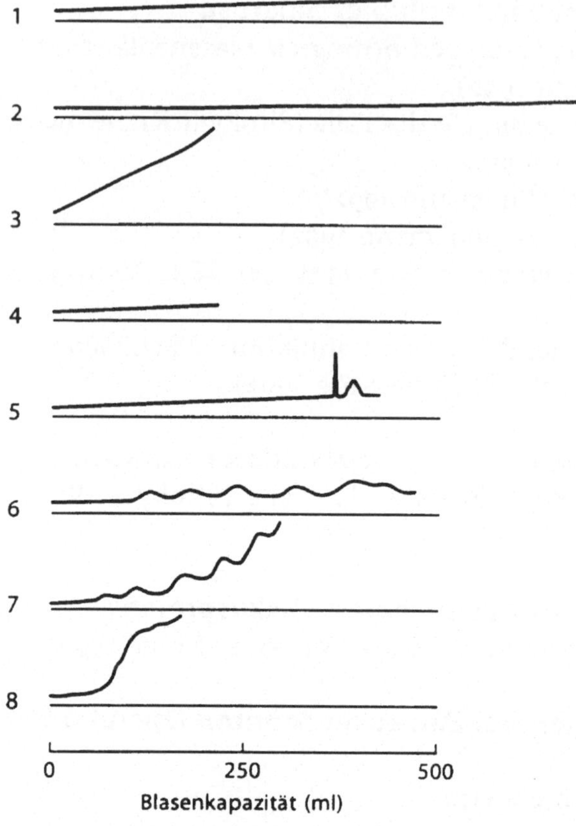

Abb. 11. Schematisierte Kurvenverläufe. 1 Normale Zystotonometriekurve, keine autonomen Kontraktionen, normale Compliance, normale Kapazität (ca. 500 ml). 2 Blase mit hoher Kapazität, stabil, hohe Compliance (Beispiele: dekompensierter Detrusor bei chronischer Obstruktion, denervierte Blase). 3 Kleinkapazitäre „low compliance bladder", steiler Kurvenanstieg (Beispiel: fibrosierter Detrusor). 4 Kleinkapazitäre Blase, normale Compliance, normale Stabilität. Schmerz verhindert weitere Füllung (Beispiele: sensorische Urge, interstitielle Zystitis). 5 Einzelne autonome Detrusorkontraktion, durch Hustenstoß ausgelöst, relativ normale Kapazität, normale Compliance. 6 „Spontane Instabilität"; multiple phasische Kontraktionen, die eine Zystometriekurve von annähernd normaler Compliance überlagern. Kapazität nur gering vermindert, die Kontraktionen können vom Gefühl des Harndrangs begleitet sein (Beispiele: idiopathisch, bei neurologischen Erkrankungen). 7 Autonome Kontraktionen, hoher Blasendruck, erniedrigte Compliance, verminderte Kapazität (Beispiel: neuropathische Reflexblase). 8 „Hochdruckinstabilität bei niedriger Kapazität", kann Artefakt sein, Wiederholung der Messung mit geringerer Füllrate empfehlenswert. (Nach Webster 1994).

Dokumentationsbogen Zystometrie (Muster)

Patient: Untersuchungsdatum:

klinische Diagnose:

Medikation:

Untersuchungsbedingungen: Einführen eines transurethralen Meßkatheters (Doppellumenkatheter 9 Ch Fa. Braun) und der Rektalsonde. Simultane Kanalmessung von Intravesikaldruck, Rektaldruck, EMG (Klebeelektroden im Perianalbereich) und Uroflow.Untersuchung im Sitzen. Mittelschnelle kontinuierliche Füllung mit körperwarmer physiol. Kochsalzlösung.
Abweichungen von den o.g. Standard-Untersuchungsbedingungen:

FÜLLUNGSPHASE	**Erstes Harndranggefühl (Füllungsgefühl) bei**	ml			
	Normales Harndranggefühl (Miktionswunsch) bei	ml			
	Starkes Harndranggefühl (befürchteter Urinverlust) bei	ml	(= maximale Blasenkapazität)		
	Bulbokavernosus (Klitoris-Kneif)-Reflex	auslösbar	nicht auslösbar	nicht geprüft	
	Hustenreflex	auslösbar	nicht auslösbar		
	unkontrollierte Detrusorkontraktionen	nicht nachweisbar	nachweisbar	willkürlich unterdrückbar	werden verspürt
		ohne Provokation	mit Provokation	willkürlich nicht unterdrückbar	werden nicht verspürt
	Blasenfüllungsgefühl	normal	gesteigert (hypersensitiv)	vermindert (hyposensitiv)	nicht vorhanden
	Detrusor-Koeffizient (dV/dp)	ml/cm H_2O	gemessen zwischen ___ und ___ ml Blasenfüllung		
	Harnverlust bei Blasenfüllung	keiner	aktiv	passiv	
	maximaler Detrusordruck (p det) in der Füllungsphase	cm H_2O			
MIKTION	**willkürlich eingeleitet Vol ml**	unwillkürlich eingeleitet Vol ml	nicht beobachtet		
	EMG während der Miktion	relaxiert	vermehrte Aktivität	nicht beurteilbar	
	Detrusordruck (p det) bei max. Harnfluß	cm H_2O			
	Detrusorfunktion während der Miktion	normal	hypoaktiv	akontraktil	
	maximaler Harnfluß (Q max)	ml / s			
	Restharn	ml	____ % der max. Blasen-kapazität		
BEURTEILUNG	**Druck-Fluß-Beziehung**	nicht obstruktiv	obstruktiv	nicht eindeutig	nicht beurteilbar
	Blasensensorik	normal	gesteigert	vermindert	aufgehoben
	Detrusorfunktion in der Füllungsphase	stabil	instabil		
	zusammenfassend				

sonstige Beobachtungen:

Therapievorschlag:

Gaszystometrie

Medium

Luft (theoretisch mögliche Gefahr der Luftembolie), besser CO_2.

Vorteile

- preiswerte Geräte,
- Meßdauer ca. 10 min.,
- einlumiger Katheter,
- keine Absoluteichung erforderlich,
- kombinierte Gaszystoskopie möglich,
- Sterilität leichter zu garantieren.

Nachteile

- Harnflußrate und Miktionsdruck nicht bestimmbar, kein Uroflow möglich; daher keine Aussage zur Entleerungsphase und keine Druck-Fluß-Messung möglich
- keine Beurteilung der Kontinenz möglich
- gleichzeitige Röntgenkontrolle nicht möglich
- evtl. Reizung der Blasenschleimhaut und vorzeitige Detrusorkontraktion bei zu schneller Füllung
- Ungenauigkeit der Kurven, da Gas kompressibel ist
- unphysiologisches Füllungsmedium
- unter Umständen zu rasche Blasenfüllung mit den daraus resultierenden Artefakten.

Bewertung

- initiale Screeninguntersuchung, abnormale Befunde sollten mittels Flüssigkeitszystometrie bestätigt werden (Tanagho u. Mc Aninch 1992).
- Flüssigkeitszystometrie stellt die Standardmethode dar.

Ausblick

Mittels Telemetrie oder mobiler ambulanter Langzeitzystometrie können eventuell heute noch nicht bekannte Befunde und Phänomene dargestellt werden.

Urethradruckmessung

Synonyme:
Sphinkteromanometrie, Urethrometrie, Zystosphinkterotonometrie, Urethradruckprofil, Urethraldruckprofil, UPP, Profilometrie, Urethro-Zystotonometrie, Sphinkterometrie.

Prinzip

- Zurückziehen eines Druckmeßkatheters von der Blase durch die Harnröhre, um ein Profil der Druckverhältnisse an jedem Punkt in der Urethra zu erhalten.
- Untersuchung, die Aufschluß über die Verschlußkraft einzelner Harnröhrenabschnitte gibt.

Indikation

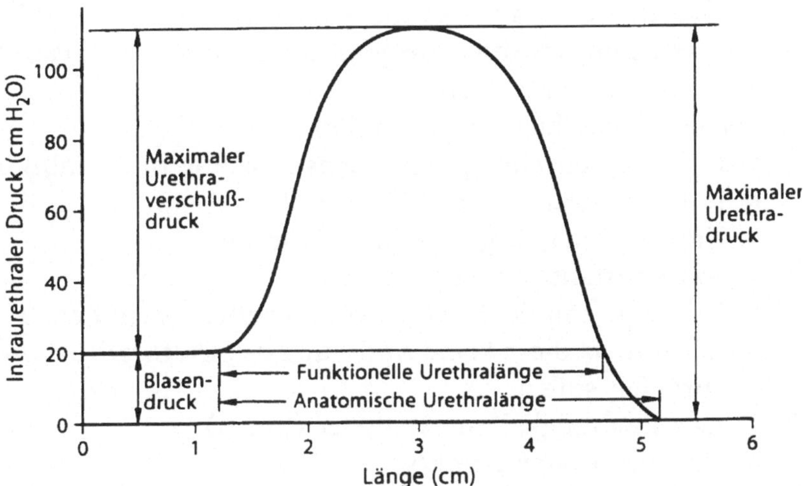

Abb. 12. Schematische Darstellung des Urethradruckprofils, ICS-Terminologie. (Nach Abrams)

- Ergänzende Untersuchung einer postoperativen Inkontinenz.
- Als sog. Streßprofil zur weitergehenden Diagnostik der Streßinkontinenz.
- Abschätzung des individuellen Inkontinenz-Risikos vor radikaler Prostatovesikulektomie; Risiko erhöht bei maximalem Verschlußdruck < 70 cm H_2O bzw. < 110 cm H_2O unter Anspannung des externen Sphinkters oder einer „Länge des distalen Sphinkters" < 25 mm (Hammerer 1992).
- Rezidivharninkontinenz der Frau (Erfassung einer Harnröhrenhypotonie).

Ausrüstung

- Wasserdurchspülter Katheter mit seitlichen Katheteraugen oder,
- Mikrotip Katheter (teuer, empfindlich),
- Ballonkatheter wegen Artefakten nicht empfehlenswert.

Protokoll

1. Kathetersystem
   a) offen: Anzahl und Position der Öffnungen,
   b) Mikrotip: Anzahl der Transducer und Position zueinander,
   c) Kathetergröße CH 8-12
2. Streßbedingungen
3. Auflösungsvermögen des Aufzeichnungsgeräts
4. Untersuchungsposition (liegend, sitzend, stehend); Palmtag empfiehlt die liegende Position.
5. Perfusionsgeschwindigkeit (ml/s)
   - lt. Siroky physiologische Kochsalzlösung mit 2 ml/min,
   - lt. Faber 1984 steriles Wasser mit 5 ml/min,
   - Kiesswetter 1981 gibt 2–10 ml/min an,
   - soll konstant gehalten werden,
   - Palmtag empfiehlt Geschwindigkeiten zwischen 2 und 20 ml/min, da diese keine Änderung des Urethradruckprofils hervorrufen sollen.
6. Zuggeschwindigkeit am Katheter (mm/s)
   - 0,25, 0,5, 1 oder 2 mm/s,
   - lt. Siroky 5 mm/s,
   - Faber (1984) 10 mm/s,

   - Kiesswetter (1981) gibt 5–30 mm/s an.
7. Zugtechnik
   - manuell oder maschinell.
8. Perfusionsmedium (Flüssigkeit, Gas, Kontrastmittel)
   - Gasurethrometrie „wenig erprobt" und „nicht so zuverlässig" (Palmtag 1977).
9. Temperatur des Perfusionsmediums.

Meßgrößen

- Intravesikaler Druck (cm H2O)
  - Simultane Registrierung erforderlich, da der intravesikale Druck und der intraurethrale Druck eine enge Korrelation zeigen (Enhörning 1960).
  - Die Blase sollte nicht oder kaum gefüllt sein, da sich *hohe intravesikale Drucke* direkt auf das Urethradruckprofil *auswirken.*
- intraurethraler Druck
  - maximaler Urethradruck (Maximaldruck des Urethradruckprofils, MUP); fällt laut Siroky bei Frauen mit zunehmendem Alter

Gruppe	Normalbereich (cm H2O)	Autor (Jahr)
Alle	92 - Alter des Pat.= normaler maximaler Urethradruck in cm H2O	Edwards (1974)
Männer	65 - 105	Siroky (1990)
Frauen < 50 Jahre	60 - 90	Siroky (1990)
	60 - 85	Abrams (1979)
> 50 Jahre	50 - 80	Siroky (1990)
	50 - 60	Abrams (1979)

- maximaler Urethraverschlußdruck (maximaler Urethradruck minus intravesikaler Druck, MUCP)

Gruppe	Normalbereich (cm H2O)	Autor (Jahr)
Alle	50	Jonas et al. (1980)
Frauen		
- prämenopausal	50 +/- 25	Webster (1994)
	50 - 75	Abrams (1979)
- postmenopausal	35 +/- 25	Webster (1994)
	40 - 50	Abrams (1979)
	50 - 75	Faber (1984)

- Urethralänge
  - Funktionelle Urethralänge (Strecke auf der der Urethradruck den intravesikalen Druck übersteigt); nimmt lt. Siroky u. Krane 1990 beim Mann mit zunehmendem Alter zu; wird bei der Frau lt. Henriksson (1979) mit zunehmendem Alter kürzer.

Gruppe	Normalbereich (cm)	Autor (Jahr)
Frauen	2,5 - 3	Jonas et al. (1980)
	2,0 - 3,5	Siroky u. Krane (1990)
prämenopausal	2,5 - 2,7	Abrams (1979)
postmenopausal	2,5 - 2,7	Abrams (1979)
Männer	4 - 5	Jonas et al. (1980)
50 Jahre	3,5 - 4,5	Siroky u. Krane (1990)
50 Jahre	4,0 - 5,5	Siroky u. Krane (1990)

  - Totale Urethralänge (anatomische Urethralänge; klinisch und funktionell unbedeutend).
- Drucktransmissionskoeffizient
  - Anstieg des Urethraldruckes unter Streßbedingungen in Prozent des gleichzeitigen Anstiegs des intravesikalen Druckes.
  - Bei Einzelmessung muß die Position des Katheters in der Harnröhre angegeben werden.
  - Summe der einzelnen Druckwerte ergibt ein Drucktransmissionsprofil.

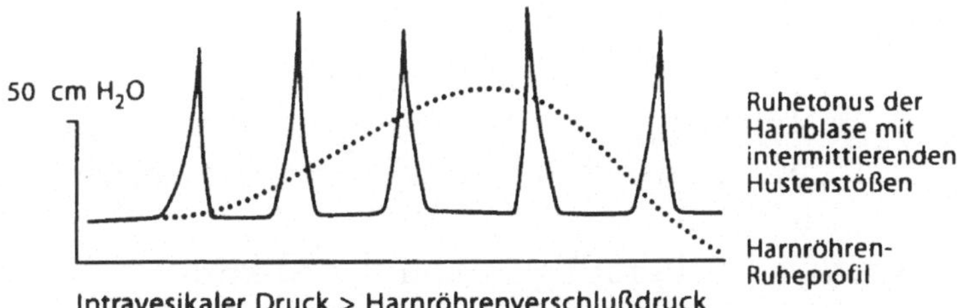

Abb. 13. Urethraruheprofil (gepunktete Linie) und intravesikaler Druck unter Streßbedingungen (intermittierende Hustenstöße). Der Harnblasendruck übersteigt den Urethraruhetonus (Nach Jonas et al. 1980)

- Urethrale Funktion bei der Miktion
  - Normal: positiver urethraler Druck während der Blasenfüllung, auch unter Provokation; Relaxation beim Miktionsversuch;
  - hyperaktiv: keine Relaxation beim Miktionsversuch; unwillkürliche Kontraktion gegen eine Detrusorkontraktion;
- Ruheprofil (s. Abb. 13)
  - Harnröhrendruckprofilmessung „in Ruhe" (s. Abb. 13)
- Streßprofil (s. Abb. 14)
  - Harnröhrendruckprofilmessung bei intraabdomineller Druckerhöhung (Pressen oder Husten).
  - Relativer Blasendruck unter Streß: totaler Blasendruck unter Streß minus Blasenruhedruck.

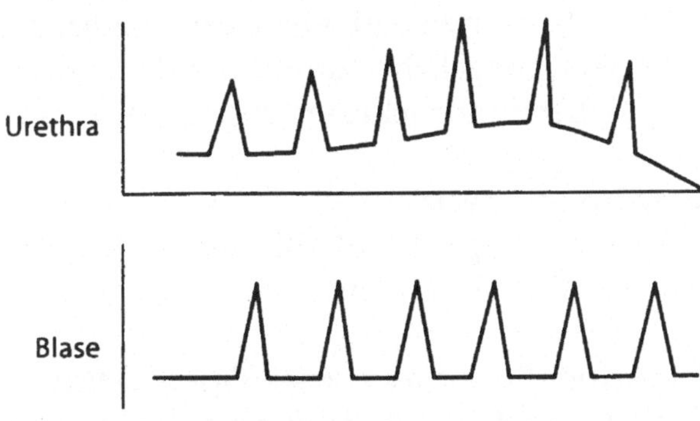

Abb. 14. Urethrastreßprofil. Unter Streßbedingungen wird die (extrinsische) Erhöhung des intravesikalen Drucks durch simultane Erhöhung des Urethradrucks kompensiert, was einen positiven Verschlußdruck gewährleistet. (Nach Jonas et al. 1980)

- Transmissionsdruck: Teil des relativen Blasendrucks unter Streß, der auf den Urethraruhedruck übertragen wird.
- Bestimmung eines Transmissionsfaktors (Eberhard u. Lienhard 1979): Transmissionsdruck dividiert durch relativen Blasendruck unter Streß

• Urethradruckprofil während der Miktion
  - Indikation: Quantifizierung und Lokalisation einer Harnröhrenobstruktion.
  - Prinzip: gleichzeitige Messung des intravesikalen Drucks und Druckmessung an einem bestimmten Punkt in der Urethra (röntgendichter Katheter!).
  - Bewertung: „noch nicht ausgereifte Technik" (Abrams et al. 1990).

Typische Befundkonstellationen

Streßinkontinenz

- Maximal verkürzte funktionelle Urethralänge oder fehlendes Urethradruckprofil bei der iatrogenen Streßinkontinenz des Mannes,
- Normotone oder hypertone Urethra im Ruheprofil mit mangelhafter Drucktransmission im Streßprofil (intravesikaler Druck der Hustenzacke übertrifft den des Streßprofils = Urinverlust),
- Viele Frauen mit niedriger Urethradruckmessung sind kontinent. Umgekehrt können streßinkontinente Frauen eine normale Urethradruckmessung aufweisen (Webster 1994).

Urgeinkontinenz

- In der Regel unauffällig, lediglich bei Kombination mit Streßinkontinenz verändert.

Funktionelle infravesikale Obstruktion

- Unauffälliges Ruheprofil; Untersuchung während der Miktion nicht genügend standardisiert.

Postoperative Inkontinenz nach TURP (Haubensak 1975)

- Verkürzte funktionelle Urethralänge,
- deutlich reduzierter maximaler Urethraverschlußdruck

Bewertung

- „Die Informationen der Harnröhrendruckmessungen erlauben letztendlich keine Rückschlüße auf Miktionsstörungen." (Abrams et al. 1990).
- „... sind die Ergebnisse mehr im Sinne interessanter physiologischer Daten zu sehen, als in einer Hilfe für den Kliniker" (Brown 1975).
- „Aus dem UPP können weder prognostische Rückschlüsse gezogen, noch Erfolgschancen einer konservativen oder operativen Therapie ausgerechnet werden. Das UPP ist jedoch geeignet, die Veränderungen des intraurethralen Druckes nach einer bestimmten Behandlung zu messen, um Vergleiche anzustellen." (Kiesswetter 1981).
- „Der inkompetente Blasenhalsverschluß läßt sich manometrisch in einer fehlenden oder sogar negativen Differenz des intravesikalen und intraurethralen Druckes objektivieren." (Kiesswetter 1981).
- Stark vom jeweiligen Untersuchungsaufbau und -ablauf abhängige und artefaktanfällige Untersuchungsmethode.

Elektromyogramm (EMG)

Prinzip

- Oberflächenelektroden zeichnen die Aktionspotentiale von Gruppen oder benachbarten motorischen Einheiten auf, die unter der Meßoberfläche liegen.
- Nadelelektroden erlauben die Darstellung der Aktionspotentiale einzelner motorischer Einheiten.
- Darstellung durch Oszilloskop, akustische Verstärkung oder Schreiber (möglichst hohe Frequenzantwort im Bereich von 10 MHz).

Historie

- Franksson und Petersen leiteten 1953 erstmals elektrische Potentiale der Beckenbodenmuskulatur ab.

Vorbereitung

- Vermeidung einer elektrischen Interferenz mit Apparaten (Schrittmacher, Röntgengerät, Hochfrequenzchirurgie Gerät, Neonröhren)

Protokoll

- Patientenposition, Elektrodenposition.
- Elektrodentyp (Nadel- oder Klebeelektroden).
- Verstärker.

Bewertung und typische Befundkonstellationen

- „...immer in Zusammenhang mit den Symptomen des Patienten" (Abrams et al. 1990).

Normalbefund

- Muskeln des Beckenbodens weisen als einzige des menschlichen Körpers auch in Ruhe eine elektrische Aktivität auf (Grundrhythmus von 4–7 Hz).
- Gradueller Anstieg der Sphinkter- und Beckenbodenaktivität während der Blasenfüllung.
- Komplette Aktivitätsstille bei Beginn und für den gesamten Ablauf der Miktion.

Detrusor-Sphinkter-Dyssynergie

- Erhöhte Sphinkter-EMG-Aktivität während der Miktion mit simultanen Druckerhöhungen und Flowschwankungen;
- Hyperaktivität der periurethralen quergestreiften Muskulatur mit simultaner Detrusorkontraktion;
- Beckenbodenkneifen als Ausdruck eines falschen Miktionsverhaltens;
- kann sowohl mit einer Hyper- als auch mit einer Hypoaktivität des Detrusors vergesellschaftet sein.
- nur bei neurologischer Grunderkrankung (sonst Dyskoordination).

Supranukleäre Läsion

- deutlich verstärkter Grundrhythmus; rasche und starke Aktivitätszunahme während der Blasenfüllung;
- anhaltende Aktivität während der Miktion.

- *Sonderfall:* Patienten, die über die Bauchpresse miktionieren und keinen Detrusordruck aufbauen, können eine persistierende EMG-Aktivität während der Miktion aufweisen (Pseudodyssynergie; Siroky u. Krane 1990)
- Kann zur Steuerung einer Verhaltenstherapie mittels *Biofeedback* verwendet werden (Einflußnahme auf normalerweise der willkürlichen Beeinflussung nicht zugänglichen Körperfunktionen mittels visueller oder akustischer Darstellung derselben).
- Hohe *Artefaktanfälligkeit* (Naßwerden oder Dislokation der Elektroden).

Flow-EMG-Restharnbestimmung

Definition

- Simultane Messung des Uroflow und Beckenboden-EMG sowie anschließende Restharnbestimmung.

Apparative Ausstattung

- Flowmeter;
- EMG Meßverstärker mit Oberflächenklebeelektroden;
- 2-Kanal-Schreiber.

Indikation

- Bewertung bzw. Klassifikation der kindlichen Enuresis (unkomplizierte monosymptomatische Enuresis versus komplizierte Enuresis) und Objektivierung funktioneller Blasenentleerungsstörungen.
- Einsetzbarkeit im Rahmen eines Therapieverfahrens (Biofeedback) zum Umtrainieren eines miktionellen Fehlverhaltens bei Sphinkter-Detrusor-Dyskoordination.

Bewertung

- Erfassung einer verstärkten EMG-Aktivität mit schlechtem Flow während der Miktion („Beckenbodenkneifen“) als Ausdruck einer funktionellen subvesikalen Obstruktion, welche etwa zwei Drittel der rezidivierenden kindlichen Harnweginfektionen verursacht (Madersbacher 1992).

Messung evozierter Potentiale

Prinzip

- Elektrophysiologische Tests, die die Intaktheit zentraler und peripherer Nervenbahnen untersuchen.

Indikation

- Einzelfälle von schwierig zu erfassenden neurologischen Erkrankungen, die die Funktion der unteren Harnwege beeinträchtigen (Siroky u. Krane 1990).

Tests

- Sakraler Latenztest
  - Prinzip: Messung der Latenzzeit von Stimulation der Penishaut bis zur EMG-Antwort im Perineum; Norm: ca. 35 ms;
  - Bewertung: verlängerte Latenzzeiten werden bei Diabetes mellitus, alkoholbedingter Polyneuropathie und Bandscheibenprolaps gefunden.
- Genitozerebrale evozierte Potentiale
  - Prinzip: Messung der Latenzzeit von Stimulation der Penishaut bis zur EEG-Antwort im sensorischen Kortex;
  - Bewertung: verlängerte Latenzzeiten werden bei peripherer sensorischer Neuropathie oder Läsionen des ZNS (besonders bei multipler Sklerose) gefunden.

Videourodynamik

Definition

Kombination der Röntgenuntersuchung der kontrastmittelgefüllten Blase und unteren Harnwege mit der Zystometrie und einem EMG: Röntgenbild und urodynamische Daten werden simultan auf einen Bildschirm projiziert und die Untersuchung kann auf Videoband, Diskette, Festplatte oder Bildplatte zur Befundung und Dokumentation aufgenommen werden.

Vorteile

- Fügt zu den Daten der Zystometrie und des EMG eine morphologische Information hinzu;
- es kann die exakte anatomische Lokalisation einer Obstruktion festgelegt werden;
- genauere Spezifikation der weiblichen Streßinkontinenz: Ausmaß und Art einer Zystozele können erkannt werden;
- begleitende Veränderungen des Harntraktes (Reflux, Blasendivertikel, Blasentumoren, Blasensteine, Harnröhrendivertikel, Harnröhrenstrikturen u. a.) können identifiziert werden.

Nachteile

- Kostenintensives Instrumentarium;
- Belastung mit Röntgenstrahlung.

ICS-Definitionen (Stand 1990)

Hypothetische und nicht definierte Bezeichnungen wie hyperton, systolisch, ungehemmt, spastisch, schlaff, aton, hypoton oder automatisch sollten bei der Befundung vermieden werden!

- *Normale (stabile) Detrusorfunktion*
  Während der Füllungsphase steigt das Blasenvolumen ohne signifikanten Druckanstieg (Akkomodation); keine unwillkürlichen Detrusorkontraktionen (auch nicht unter Provokation).
- *Instabiler Detrusor*
  Spontane oder provozierte Detrusorkontraktionen während der Füllungsphase (Patient versucht eine Blasenentleerung zu unterdrücken); Detrusorkontraktionen treten phasisch auf (DD: Veränderung der Blasen-Compliance mit kontinuierlicher Zunahme des Detrusordruckes ohne nachfolgenden Abfall);
  - Bewertung:
    - beweist nicht notwendigerweise eine neurologische Störung,
    - kann asymptomatisch sein.
- *Detrusorhyperreflexie*
  Wie instabiler Detrusor, jedoch mit objektivem Nachweis einer neurologischen Störung;
  - Bewertung:
    - Identität mit dem instabilen Detrusor umstritten,
    - Jonas et al. 1980: unwillkürliche Detrusorkontraktionen ohne Provokation.
- *Detrusorhyperaktivität*
  Detrusorkontraktionen in der Füllungsphase (spontan oder provoziert), die vom Patienten nicht willkürlich unterdrückt werden können.
- *Detrusor-Sphinkter-Dyssynergie*
  Erhöhte Sphinkter-EMG-Aktivität während der Miktion mit simul-

tanen Druckerhöhungen und Flowschwankungen; im Erwachsenenalter Hinweis auf eine bestehende neurologische Grunderkrankung (Fehlen anderer neurologischer Zeichen stellt die Diagnose in Frage; nur in Zusammenhang mit einer neurologischen Grunderkrankung, ansonsten spricht man besser von einer Dyskoordination).

- *Dysfunktionelles Miktionsverhalten*
  Hyperaktivität der periurethralen quergestreiften Muskulatur bei nicht nachgewiesener neurologischer Erkrankung.
- *Detrusor-Urethra-Dyssynergie*
  Synchrone Detrusor- und Harnröhrenkontraktionen (nur in Zusammenhang mit einer neurologischen Grunderkrankung, ansonsten spricht man besser von einer Dyskoordination).
- *Detrusor-Blasenhals-Dyssynergie*
  Detrusorkontraktion mit objektiv nachweisbarer unzureichender Blasenhalsöffnung (nur in Zusammenhang mit einer neurologischen Grunderkrankung, ansonsten spricht man besser von einer Dyskoordination).
- Einteilung des *Blasenfüllungsgefühls (Blasensensorik)*
  Normal - gesteigert (hypersensitiv) - vermindert (hyposensitiv) - nicht vorhanden.
- *unwillkürlicher Urinabgang*
  Ohne Drangsymptomatik einhergehender unwillkürlicher Urinverlust.
- *Harninkontinenz*
  Unwillkürlicher Urinabgang, der ein hygienisches und soziales Problem darstellt; der unwillkürliche Urinabgang muß objektivierbar sein.
- *Extraurethrale Inkontinenz*
  Urinabgang durch andere Kanäle als die Urethra.
- *Urgeinkontinenz*
  Unwillkürlicher Urinabgang bei imperativem Harndrang;
  a) motorische U.: mit unkontrollierten Detrusorkontraktionen;
  b) sensorische U.: ohne unkontrollierte Detrusorkontraktionen.
- *Streßinkontinenz*
  Unwillkürlicher Urinabgang bei körperlicher Arbeit (im weitesten Sinne); genuine Streßinkontinenz: unwillkürlicher Urinabgang als

Folge eines intravesikalen Druckanstieges über den maximalen Urethraverschlußdruck bei fehlender Detrusoraktivität.

- *Enuresis*
  Unwillkürlicher Urinverlust
- *Enuresis nocturna*
  Urinverlust nur während des Schlafes; nächtliche Inkontinenz.
- *Reflexinkontinenz*
  Harninkontinenz als Folge eines anomalen spinalen Reflexes ohne das subjektive Gefühl des Harndranges; nur bei Patienten mit einer bestehenden neurologischen Grunderkrankung.
- *Überlaufinkontinenz*
  Anstieg des intravesikalen Drucks über das Druckmaximum in der Harnröhre als Folge passiver Überdehnung der Blasenwand; keine Detrusoraktivität nachweisbar.
- *Detrusorareflexie*
  Hypoaktiver Detrusor in Verbindung mit einer Erkrankung des zentralen Nervensystems.
- *Dezentralisierter Detrusor* (= autonome Blasenfunktion)
  Detrusorareflexie als Folge einer Läsion des Conus medullaris oder der sakralen Nervenbahnen; kleinamplitudige Druckschwankungen können auftreten.

SI-Maßeinheiten und Symbole in der Urodynamik (Stand 1990)

Größe	Einheit	Symbol	Basissymbol
Volumen	Milliliter	ml	v
Zeit	Sekunden	s	t
Durchfluß	Milliliter pro Sekunde	ml / s	Q
Druck	Zentimeter Wassersäule	cm H2O	p
Länge	Meter oder Untereinheit	m, cm, mm	l
Geschwindigkeit	Meter pro Sekunde	m / s	v
Temperatur	Grad Celsius	C	T
Fläche			A
Kraft			F
Energie			E
Leistung			P
Dehnung			C
Arbeit			W
Blase			ves
Urethra			ura
Detrusor			det
Abdomen			abd
Maximum			max
Minimum			min
Mittel			ave

Literatur

Abrams P (1979) Perfusion urethral profilometry. Urol Clin North Am 6/1: 103-110

Abrams P, Feneley R, Torrens M (1987): Urodynamik für Klinik und Praxis. Springer, Berlin Heidelberg New York

Abrams P, Blaivas JG, Stanton SL, Andersen JT (1990): Berichte der International Continence Society zur Standardisierung der Terminologie der Funktionen des unteren Harntraktes. Aktuel Urol 21: I-XIV

Alken P., Walz PH (Hrsg) (1992) Urologie. VCH, Weinheim

Bates CP (1971) Continence and incontinence. Ann R Coll Surg Engl 49: 18

Berger Y, Blaivas JG, Dela Rocha ER, Salinas JM (1987) Urodynamic findings in Parkinsons's disease. J Urol 138: 836-838

Bissada NK, Finkbeiner AE (1988) Urologic manifestations of drug therapy. Urol Clin North Am 15: 725-736

Bors E, Comarr AE (1971) Neurological Urology. Karger, Basel

Brown M (1975) In-vivo determination of error in the measurement of urethral pressure by the method of Brown and Wickham. Brit J Urol 47:445

Carter PG, Lewis P, Abrams P (1992) Urodynamic morbidity and dysuria prophylaxis. Br J Urol 67: 40-41

Coptcoat MJ, Reed C, Cumming J, Shah PJR, Worth PHL (1982) Is antibiotic prophylaxis necessary for routine urodynamic investigations ? Br J Urol. 61: 302-303

Eberhard J, Lienhard P (1979) Die Stressinkontinenz der Frau - Auswertung und Interpretation der Urethra-druckprofile. Geburtshilfe Frauenheilk. 39: 195

Englowski DM (1993) Wie verändern sich urodynamische Parameter unter dem Einfluß kurzfristig wiederholter Cystomanometrien ?
Vortrag auf der 19. gemeinsamen Tagung der österreichischen Gesellschaft für Urologie und Bayrischen Urologenvereinigung in Innsbruck 6.-8.5.1993

Faber P (1984) Die operative Behandlung der Stress-Inkontinenz der Frau. Hippokrates, Stuttgart

Franksson C, Petersen J (1953) Electromyographic recording from the normal human urinary bladder, internal sphincter and ureter. Acta Physiol Scand 29:150

Gaudenz R (1979) Der Inkontinenz-Fragebogen mit dem neuen Urge- und Stress score. Geburtshilfe und Frauenheilk 39: 748-792

Ghoniem GM, Roach MB, Lewis VH, Harmon EP (1990) The value of leak point pressure and bladder compliance in the urodynamic evaluation of meningomyelocele patients. J Urol 144: 1440-1442

Goellner MH, Ziegler EE, Formon SJ (1981) Urination during the first three years of life. Nephron 28: 174-178
Hammerer P (1992) zitiert nach PCA-Journal 1/92
Haubensak K, Günther J (1975) Zur Frage der Inkontinenz nach Eingriffen an der Prostata. Verh dtsch Ges Urol 26:236
Henriksson L, Anderson KE, Ulmsten U (1979) The urethral pressure profiles in continent and stressincontinent women. Scand J Urol Nephrol 13: 5-10,
Houle AM, Gilmour RF, Churchill BM, Gaumond M, Bissonnette B (1993) What volume can a child normally store in the bladder at a safe pressure? J Urol 149: 561-564
Ingelman-Sundberg A (1952) Urinary incontinence in women, excluding fistulas. Acta Obstet Scand 31: 266-291
Jeffcoate TNA, Roberts H (1952) Observations on stress incontinence of urine. Am J Obstet Gynecol 64: 721
Jonas U, Heidler H, Thüroff J (1980): Urodynamik - Diagnostik der Funktionsstörungen des unteren Harntraktes. Enke, Stuttgart
Jünemann KP, Melchior H (1990) Blasenfunktionsstörungen bei Parkinson-Syndrom. Urologe A 29: 170-175
Jünemann KP (1992) Neurourologie und Urodynamik In: Alken P, Walz PH (Hrsg) Urologie. VCH, Weinheim S. 407-408
Katz GP, Blaivas JG (1983) A diagnostic dilemma: when urodynamic findings differ from the clinical impression. J Urol 129: 1170-1174
Kiesswetter H (1981) Harninkontinenz Reizblase Miktionsstörungen. Edition Medizin, Weinheim
Knebel L (1993) Urodynamische Befunde bei Enuresis-Syndrom In: Madersbacher H, Palmtag H, Knebel L Hrsg) Die kindliche Enuresis. PVV, Ratingen
Lapides J, Friend CR, Ajemian EP, Rens WS (1962) Denervation supersensitivity as a test for neurogenic bladder. Surg Gynaec Obstet 114:241
Lose G, Gammelgaard J, Jorgensen TJ (1986): The ohn-hour pad weighing test: reproducibility and correlation between the test result, the start volume in the bladder and the diuresis. Neurourol Urodyn 5:17-21
Lyon RP,Tanagho EA (1965) Distal urethral stenosis in little girls. J Urol 93: 379-387
Madersbacher H (1992) Urodynamische Untersuchungen - Aussagekraft und Indikation. Urologe B 32: 210-216
Madersbacher H., Palmtag H (1990) Detrusorhyperaktivität. Söldener Gespräche 1989. PVV, Ratingen
Madersbacher H., Palmtag H (1991) Detrusorrelaxation - Grundlagen und klinische Aspekte. Söldener Gespräche 1990. PVV, Ratingen
Mandell J., Peters CA, Retik AB (1990) Current concepts in the perinatal diagnosis and managment of hydronephrosis. Urol Clin North Am17: 248
McGuire EJ, Woodside JR, Carcien TA, Weiss RM (1981) Prognostic value of urodynamic testing in myelodysplastic patients. J Urol 126: 205-209
McCarthy TA (1982) Validity of rectal pressure measurements as indication of intra-abdominal pressure changes during urodynamic evaluation. Urology XX/657-660

Melchior H (1981) Urologische Funktionsdiagnostik - Lehrbuch und Atlas der Urodynamik. Thieme, Stuttgart
Merill DC, Bradley WE, Markland C (1971) Aircystometry .l. Technique and Definition of Terms. J Urol 106:678
Neubauer R, Melchior H (1992) Zur Standardisierung der Harnflußmessung (Uroflowmetrie). Urologe B 32: 205-209
Osborne JL, Farrar D, Jaquier A (1976) Urinary symptoms in "normal" women. 6th ICS Meeting, Antwerpen
Palmtag H (1977) Praktische Urodynamik. Fischer, Stuttgart
Pschyrembel Klinisches Wörterbuch (1986) Walter de Gruyter, Berlin 1440
Payne SR, Mc Kenning ST, Pead LJ, Timoney AG, den Hollander D, Maskell RM (1988) Microbiological look at urodynamic studies. Lancet 1123-1126
Röhrborn C, Rugendorff EW (1983) Uroflow-Index - Eine Formel zur Vereinfachung von Befundung und Vergleich von Uroflowmetriekurven für die Praxis. Z Urol Nephrol 76: 721-724
Schulze H (1994) Diagnostik und Therapie der BPH, Forum Prostata 1/94
Siroky MB, Krane RJ (1990) Neuropathic and other types of bladder dysfunction, In: Siroky MB, Krane RJ (Hrsg) Manual of urology diagnosis and therapy. Little, Brown , Boston
Siroky MB, Olssen CA, Krane RJ (1979) The flow rate nomogram, I. Development. J Urol 122: 665-668, 1979.
Siroky MB, Olssen CA, Krane RJ (1980) The flow rate nomogram, II. Clinical orrelation. J Urol 123: 208-210, 1980.
Stanton SL, Kerr-Wilson R (1979) The incidence of urological symptoms in normal pregnancy. 9th ICS Meeting Rome
Stöhrer M (Hrsg) (1989) Handbuch der Urodynamik. F.M. Wiest, Unterhaching
Stöhrer M, Palmtag H, Madersbacher H (Hrsg) (1984) Blasenlähmung - Sexualität und Blasenfunktion bei Rückenmarksverletzten und Erkrankungen des Nervensystems. Thieme, Stuttgart
Tanagho EA, McAninch JW (1992) Smith's General urology. Appleton a Lange, San Mateo - Norwalk
Thon WF,Thon A,Grünewald V, Höfner K (1994) Urologische Langzeitbetreuung von Patienten mit Meningomyelozele I. Diagnostik. Aktuel Urol 25: 55-62
Thüroff JN, Petri E, Jonas U (1980) Male stress incontinence. Diagnostic work-up and therapeutic considerations. Urol Int 35:356-362
Toguri AG, Bee DE, Uchida T (1982) Normal pediatric uroflow rates in a nonclinical setting. J Urol 127: 732-735
Turner-Warwick R (1973): Clinical problems associated with urodynamik abnormalities with special reference to the value of sybchonous cine/pressure/Flow cystography and the clinical studies. In: Lutzeyer W, Melchior H (Hrsg) Urodynamics. Springer, Berlin Heidelberg New York S. 237
Versi E., Cardozo LD (1986) Perineal pad weighing versus videographic analysis in genuine stress incontinence. Br J Obstet Gynaecol 93: 364-366
Vogler E. (Hrsg) (1974) Radiologische Diagnostik der Harnorgane, Thieme, Stuttgart
Von Garrelts B (1956) Analysis of micturition. Acta Chir. Scand 112:326

Vogler E. (Hrsg) (1974) Radiologische Diagnostik der Harnorgane, Thieme, Stuttgart

Von Garrelts B (1956) Analysis of micturition. Acta Chir. Scand 112:326

Von Garrelts B (1957) A new method of recording the voiding of the bladder. Acta Chir Scand 112:326

Webster GD (1994) Clinical Urodynamic Workshop, Duke University Medical Center, Department of Urologic Surgery, AUA

Verwendete Abkürzungen

Ätio	Ätiologie
BPH	benigne Prostata Hyperplasie
cm H_2O	Zentimeter Wassersäule
Def	Definition
EEG	Elektroenzephalogramm
Eint.	Einteilung
EMG	Elektromyogramm
GIH	Deutsche Gesellschaft für Inkontinenzhilfe
ICS	International Continence Society
LPP	leak point pressure
MCU	Miktionscysturethrogramm
MS	Multiple Sklerose (Enzephalomyelitis disseminata)
MUCP	maximum urethral closure pressure, maximaler Urethraverschlußdruck
MUP	maximum urethral pressure, maximaler Urethradruck
MZU	Miktionszysturethrogramm
Norm	Normalbefund, Normalwert
NYHA	New York Heart Association
SCIPP-Linie	Sacro-Coccygeal-Inferior Pubis Point-Linie
SI	Système International d'Unités
SPK	suprapubischer Katheter
Syn	Synonyma
UCG	Urethrozystogramm
UPP	urethral pressure profile, Urethra-Druckprofil

Anschriften von Vereinigungen und Herstellern

(Angaben ohne Gewähr und Anspruch auf Vollständigkeit)

Arbeitskreis Urologische Funktionsdiagnostik
und Urologie der Frau der
Deutschen Gesellschaft für Urologie (DGU)
Vorsitzender: Prof. J. W. Thüroff
Klinikum Barmen, Urologische Klinik
Heusnerstr. 40, 42283 Wuppertal

Arbeitskreis für Urodynamik und Neurourologie
der Österreichischen
Gesellschaft für Urologie
Leiter: Primarius Univ. Doz. Dr. H. Heidler
Urolog. Abt., AKH Linz
Krankenhausstr. 9, A-4020 Linz

Gesellschaft für Inkontinenzhilfe (GIH)
Friedrich-Ebert-Str. 124, 34119 Kassel

International Continence Society (ICS)
Dept. of Clinical Physics and Bio-Engineering
West of Scotland Health Boards
11 West Graham Street, Glasgow, Scotland

B. Braun Melsungen A.G., Carl-Braun-Straße 1, D-34212 Melsungen
Tonometriekatheter

Bio Interface BV, Hogeweg 101a, 5914 BC Venlo (Netherlands)
ambulantes Langzeitzystometriesystem

Brüne Medizintechnik, Dükerstr. 16, D-97753 Karlstadt
Uroflowmeßgerät, Urodynamische Meßplätze, EMG-Oberflächenelektroden, Meßkatheter, Mikrotipkatheter, Schlauchsysteme und Zubehör

Cook Deutschland GmbH, Malmedyer Straße 10,
D-41066 Mönchengladbach
Tonometriekatheter

Dacomed (s. Innocept)

Dantec Medizinelektronik GmbH (vormals DISA), Einsteinstraße 26,
D-76275 Ettlingen
Urodynamische Meßplätze, Uroflowmeßgerät

N.H. Eastwood & Sons. LTD, 70 Nursery Road, London N 14 5QH UK
Urilos Windel

Endotek = Ad. Krauth (s. dort)

Farco-Pharma GmbH, Mathias-Brüggen-Straße 82, D-50829 Köln
Instillagel, Endosgel (sterile Gleitmittel)

Fresenius AG, Borkenberg 14, D-61440 Oberursel
Inkontinenzfragebogen nach Gaudenz

Innocept Medizintechnik GmbH, Overbeckerstr. 103,
D-46514 Schermbeck
Uroflowmeßgeräte, Urodynamische Meßplätze, (Vertretung Fa. Dacomed: Uroflowmeßgerät, tragbares Gaszystometriegerät, Langzeitzystometrie)

Ad. Krauth, Wandsbeker Königstraße 27-29, D-22041 Hamburg
(Vertretung Fa. Endotec),Uroflowmeßgerät, EMG
Mentor Deutschland GmbH, Stemplingeranger 22, D-81737 München
Urodynamischer Meßplatz

MMS (Medical Measurement Systems), Hauptstraße 22,
D-32457 Porta Westfalica
Uroflowmeßgerät (auch Homeflow),
Urodynamischer Meßplatz, Videourodynamik,
Langzeiturodynamik, Urodynamik im Netzwerk

pfm Produkte für die Medizin GmbH, Wankelstraße 60, D-50996 Köln
Tonometriekatheter (Fabrikat Porgès)

Peter Pflugbeil GmbH, Haidgraben 10, D-85521 Ottobrunn
Tonometriekatheter

Porgès (s. pfm)
Tonometriekatheter

Willy Rüsch AG, Willy-Rüsch Straße 4-10,
D-71394 Kernen-Rommelshausen
Tonometriekatheter

Schippers Medizintechnik, Lochhauser Str. 88, D-82178 Puchheim
Uroflowmeßgerät

Synectics GmbH, Schloßstr. 113, D-60486 Frankfurt
Urodynamische Meßplätze

Uromed Kurt Drews GmbH, Meessen 7, D-22113 Oststeinbek
Tonometriekatheter

F. M. Wiest Medizintechnik, Grünwalder Weg 14,
D-82008 Unterhaching
Uroflowmeßgeräte, Urodynamische Meßplätze

Richard Wolf, Pforzheimer Straße 32, D 75438 Knittlingen
Gas- und Wasserzystometer, EMG, UDP-Rückzugsapparatur, Uroflowmeßgerät, diagnostischer Katheter

Register